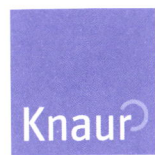

NUR
MICH
Massage

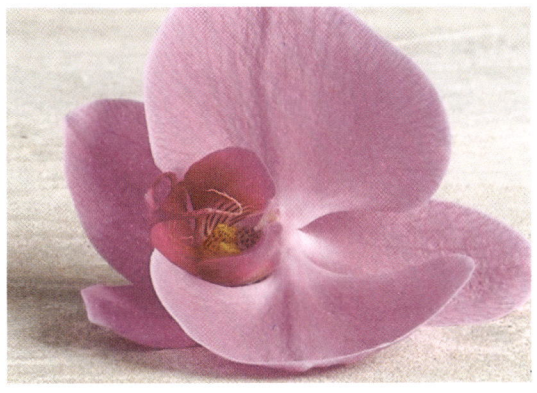

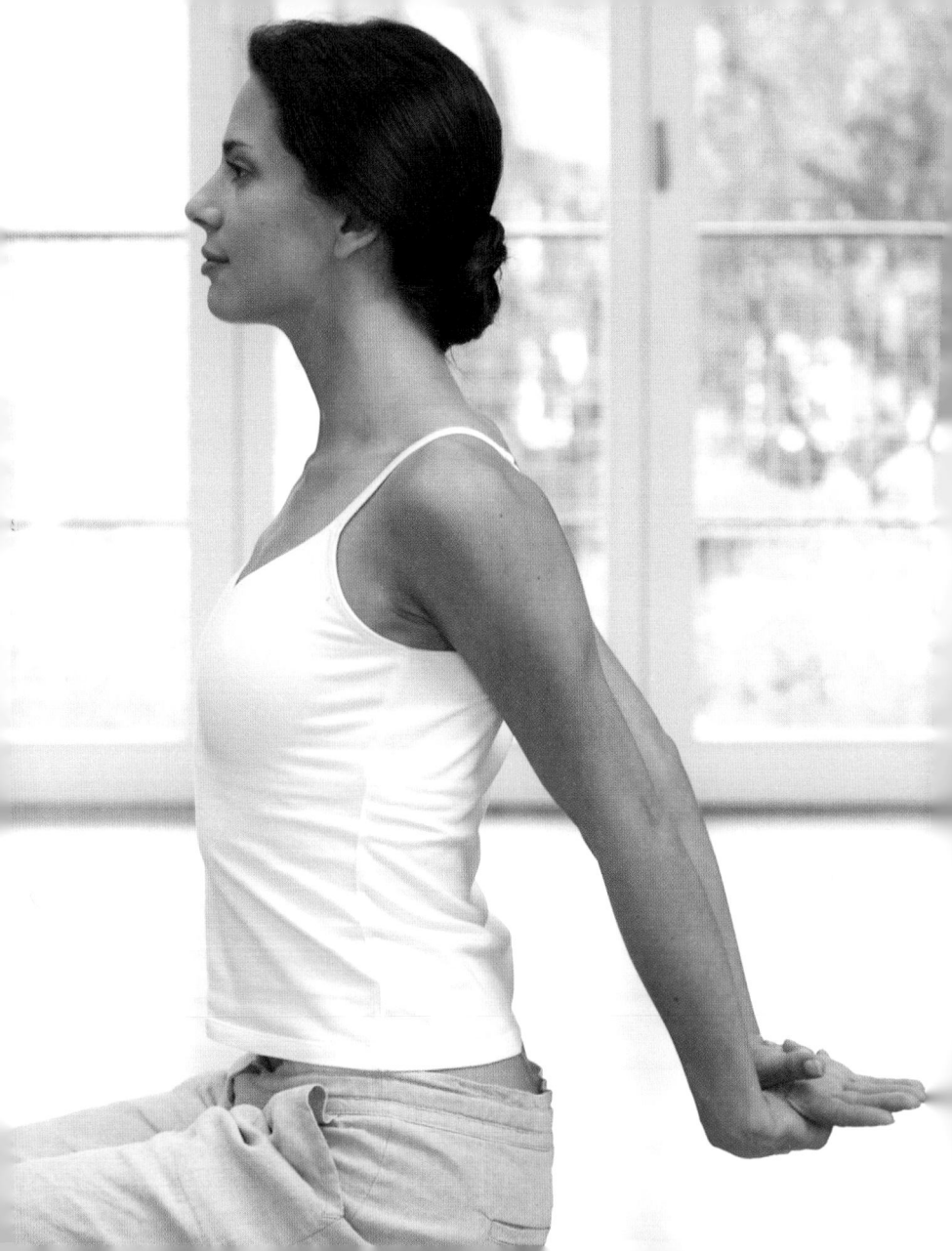

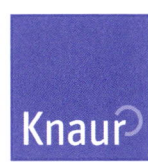

NUR *für* MICH

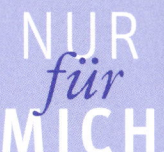

Massage

Beata Aleksandrowicz

e n t s p a n n e n
a u f t a n k e n
w o h l f ü h l e n

Bibliografische Information der Deutschen Bibliothek
Die Deutsche Bibliothek verzeichnet diese Publikation in der Deutschen National-
bibliografie; detaillierte bibliografische Daten sind im Internet über
http://dnb.ddb.de abrufbar.

Originaltitel: Quick & Easy Massage
Originalverlag: Duncan Baird Publishers
All Rights Reserved
Copyright © Duncan Baird Publishers Ltd 2008
Text copyright © Beata Aleksandrowicz 2008
Photography copyright © Duncan Baird Publishers 2008
© Deutsche Ausgabe: Knaur Ratgeber Verlag 2008
Ein Unternehmen der Droemerschen Verlagsanstalt Th. Knaur Nachf. GmbH & Co.
KG, München
Alle Rechte vorbehalten

Projektleitung: Franz Leipold
Übersetzung: Eva Lepold
Herstellung: Mariam En Nazer
Redaktion und Satz: Print Company Verlagsgesellschaft m.b.H., Wien
Umschlagkonzeption: griesbeckdesign, München
Druck: Imago
Printed in China
ISBN 978-3-426-64574-1
5 4 3 2 1
Besuchen Sie uns im Internet:
www.knaur-ratgeber.de

Weitere Titel aus den Bereichen Gesundheit, Fitness und Wellness finden Sie im
Internet unter **www.wohl-fit.de**

Meiner Mutter und meinem Vater –
die mir ihre ganze Liebe schenkten

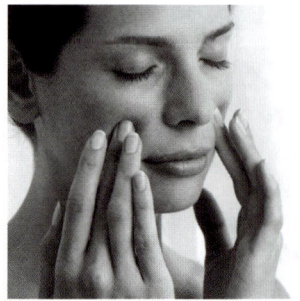

Inhalt

Einleitung

Dieses Buch ist für jeden geeignet – egal wie alt Sie sind, Sie werden von der erprobt heilsamen Wirkung all dieser Massagesequenzen profitieren und den Schritt-für-Schritt-Anleitungen mühelos folgen können. Die Techniken, die ich in diesem Buch vorstelle, sind einfach. Trotzdem können diese kurzen Rituale Ihr Leben maßgeblich verändern, da Sie Ihnen ein Werkzeug in die Hand geben, mit anderen in Kontakt zu treten. Wir kommunizieren durch Berührung.

Die heilsame Berührung

Es war eine große Freude, an diesem Buchprojekt zu arbeiten, da ich davon überzeugt bin, dass Massage im Alltag von großer Bedeutung ist. Massage ist viel mehr, als sich in einem Wellnesshotel durchkneten zu lassen. Berührung, die Mutter aller Sinne, kann nicht nur körperliche Schmerzen und Verletzungen heilen, die durch physische Aktivitäten oder Stress ausgelöst wurden, sondern nährt auch unsere Seele, wenn wir uns einsam, ängstlich, niedergeschlagen oder verletzt fühlen.

In meiner täglichen Arbeit erlebe ich die sofortige und oft bedeutsame und weitreichende Wirkung von Massage. Von den Rückmeldungen meiner Klienten weiß ich, dass die Massage nicht nur körperliche Beschwerden lindert. Nach der Behandlung fühlen sie sich auch entspannt, positiv, wertgeschätzt und aufgerichtet.

Der physiologische Nutzen von Massage ist hinlänglich bekannt: Die Muskeln werden in Form gebracht, die Haltung bessert sich, das Nervensystem ist ausgeglichener, das Atmungssystem wird gestärkt, das Hormonsystem kommt ins Gleichgewicht, der Blutkreislauf wird angeregt, und die Haut wird straffer und geschmeidiger. Massage regt den Lymphfluss an, der die Abfallstoffe des Körpers entsorgt und damit unsere Gesundheit stabilisiert. Dabei wird unser Immunsystem gestärkt, und unser Energielevel steigt.

In meiner Praxis assoziiere ich Massage nicht mit Durchkneten und all dem luxuriösen Schnickschnack, mit dem sie in letzter Zeit verbunden wird. Von frühestem Anbeginn wurde Massage als Heilkunst verstanden. Kinder, die Schmerzen haben, wissen dies instinktiv: Sie kommen zu ihren Eltern, wenn sie sich wehgetan haben, und wir umarmen sie, reiben die schmerzende Stelle ein wenig und trösten sie, damit sie sich besser fühlen. Im letzten Jahrhundert massierten Krankenschwestern die Soldaten, um die Kriegsverletzungen zu lindern. Und heute profitieren schwerkranke Menschen, einschließlich AIDS- und Krebs-Patienten, von Massage. Eine Massagebehandlung reduziert Angst, da sie die Herzfrequenz verlangsamt und Stress abbaut. Sie mildert auch Schmerzen, da sie die Ausschüttung des Glückshormons Seratonin anregt und emotionalen Trost spendet.

Berührung ist ein hervorragendes Kommunikationswerkzeug. Ich konnte dies bei einem Besuch der Buschmänner in der Kalahari in Namibia erfahren. Ich war bei Menschen, die meine Sprache nicht sprachen und deren Leben sich komplett von meinem unterschied. Trotzdem konnten wir einen tiefgehenden Kontakt mittels Berührung herstellen.

Bei den Massagekursen, die ich leite, rate ich den Teilnehmern, in emotionalen Momenten, wenn ihnen die Worte fehlen, auf Berührung zurückzugreifen. Zum Beispiel bringt eine leichte Berührung des Arms oder der Hand einer leidtragenden Person auch ohne Worte den dringend gebrauchten Trost und ein Gefühl der Unterstützung.

Wer kann von Massage profitieren?

Dieses Buch begleitet Sie durch verschiedene Situationen im täglichen Leben, wo Sie mit Massage körperliche und emotionale Anspannung lindern können, um entweder sich selbst oder einem Partner, Kind, Verwandten oder Freund zu helfen.

Der pädagogische Aspekt dieses Buchs ist mir sehr wichtig, da ich überzeugt bin, dass jeder Massage lernen kann und sie in jedem Moment unserer hektischen Zeit einsetzbar ist. Wie wissenschaftliche Studien belegen, steigt das allgemeine Stressniveau, was heilsame Berührungen zu einer täglichen Notwendigkeit macht.

In meinem Kurs für Baby-Massage konnte ich beobachten, wie positiv weinende Säuglinge auf Berührung reagieren und sich rascher

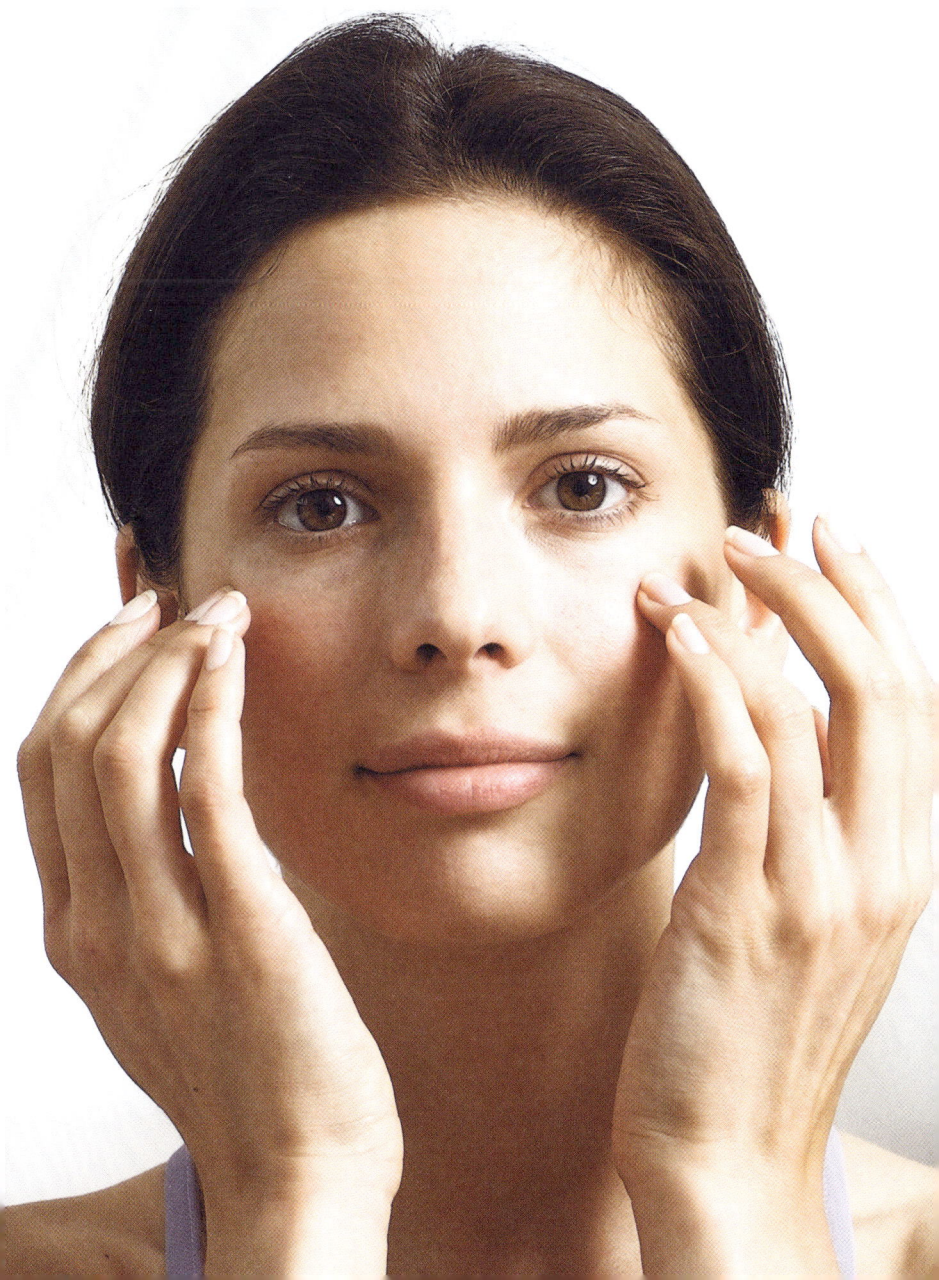

beruhigen. Jüngere Studien haben gezeigt, dass sich Kleinkinder schneller entwickeln und ihre Mütter eine bessere Kommunikation mit ihnen aufbauen können, wenn sie regelmäßig massiert werden.

Berührt zu werden ist gerade bei Senioren sehr wichtig, da sie sich wegen ihres Alters und der Veränderungen ihres Körpers schämen oder abgelehnt fühlen könnten. Wenn Sie Ihrer Großmutter oder Ihrer Mutter oder Ihrem Großvater oder Vater eine Nacken- oder Handmassage geben, so können Sie damit deren Blick auf die Welt verändern.

Auch bei Jugendlichen, die Gesprächen eher aus dem Weg gehen, kann Massage anderen Familienmitgliedern die Möglichkeit geben, auf deren Emotionen zu hören und deren Schmerz zu lindern.

Bei Paaren ist eine einfache Fuß- oder Handmassage vor dem Schlafengehen eine zärtliche Geste, die Vertrauen und Verständnis aufbaut. Es ist ein wundervoller non-verbaler Ausdruck ihrer Verbindung und wird beiden Partnern vermitteln, wie wichtig sie einander sind.

Ich möchte Sie mit diesem Buch unterstützen, an sich selbst und Ihre Fähigkeit zu massieren zu glauben. Mit Hilfe dieser alten Selbstheilungsmethode stehen Sie körperlichen und emotionalen Schmerzen nicht schutzlos gegenüber, sondern können sich selbst und anderen Linderung verschaffen.

Außerdem möchte ich Sie ermutigen, Ihre Berührung mit anderen zu teilen. Aus diesem Grund führe ich Sie im letzten Kapitel in Techniken der Partnermassage ein. Wenn Sie den Anleitungen in diesem Kapitel folgen und sich selbst Vertrauen schenken, können Sie diese Techniken leicht erlernen und an andere weitergeben. Massage ist eine wunderbare Weise, mit den Menschen zu kommunizieren, mit denen Sie Ihr Leben teilen.

Die Techniken in Kapitel 6 können zwischen Ehepartnern, Kindern und Eltern oder Freunden angewandt werden. Sie geben Ihnen die Möglichkeit, mit Berührung zu kommunizieren, und vermitteln nützliche Massagesequenzen, mit denen Sie nahestehenden Personen Ihre Gefühle zeigen können. Geben Sie Ihrem Massagepartner stets die bestmögliche Behandlung, und weisen Sie eine Bitte danach nie zurück, denn morgen könnten Sie eine heilsame Berührung brauchen.

Massage beruht auf Gegenseitigkeit – sie besteht aus Geben und Nehmen. Meiner Erfahrung nach gibt es eine gleiche Energieverteilung zwischen Gebendem und Empfangendem. Sie sollten sich daher abwechseln. Allerdings sollte die verspanntere oder erschöpftere Person zuerst massiert werden, da wir all unsere Emotionen und Gedanken mit unserer Berührung übertragen. Es ist daher wichtig, dass Ihr Geist entspannt und voll positiver Gedanken und Emotionen ist, wenn Sie jemandem eine Massage anbieten.

Massage ist für die meisten Menschen von großem Nutzen. Es gibt jedoch auch einige Fälle, in denen sie nicht angewandt werden sollte. Auf Seite 13 finden Sie eine Liste der grundlegendsten Kontraindikationen, die Sie vor jeder Massage beachten müssen. Im Zweifelsfall rate ich Ihnen, vorher Ihren Arzt zu konsultieren, ob Massage für Sie empfehlenswert ist.

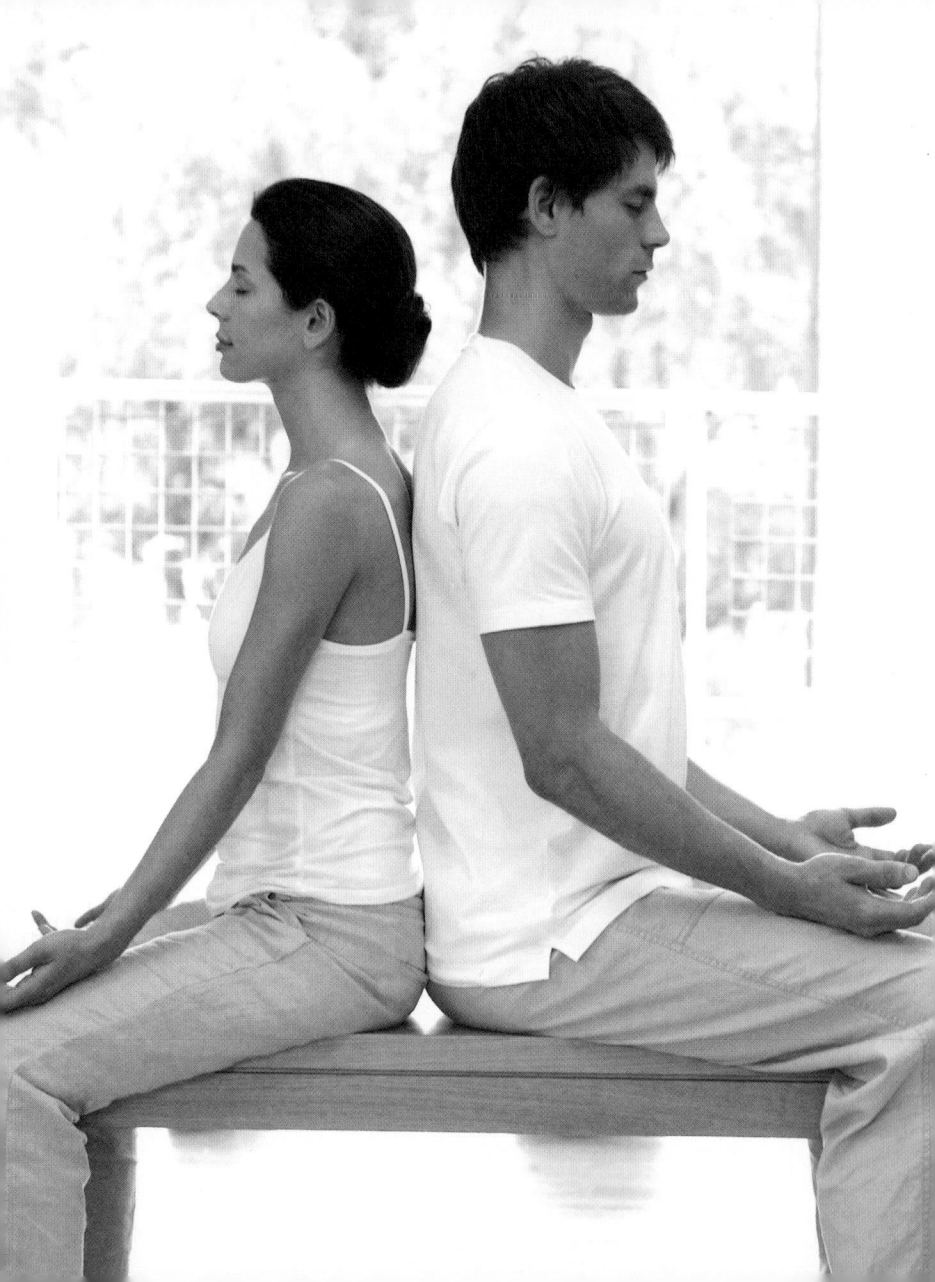

Kontraindikationen

Falls einer dieser Fälle auf Sie zutrifft, sollten Sie Massage vermeiden:

- Bei hohem Fieber: Massage regt den Stoffwechsel an, und das kann das Fieber erhöhen. Sie können allerdings mit Berührung arbeiten. Wir alle kennen das angenehme Gefühl, wenn uns jemand seine kalte Hand auf die glühende Stirn legt.

- Mit vollem Magen: Wenn vor weniger als einer Stunde eine Hauptmahlzeit zu sich genommen wurde, wenden Sie keine Massagetechniken an, um keinen Druck auf die inneren Organe auszuüben.

- Bei offenen Wunden, frischen Verletzungen oder Brüchen: In solchen Fällen sollten Sie immer ärztlichen Rat einholen, bevor Sie zur Massage greifen.

- Bei ernsthaften Kreuzbeschwerden, anhaltenden Rücken- oder Nackenschmerzen oder anderen erheblichen Beeinträchtigungen des Körpers: In diesem Fall sollten Sie einen Osteopathen aufsuchen, um den Grund des Problems zu ergründen und mit ihm sinnvolle Massagemöglichkeiten zu besprechen.

- Bei Schwangerschaft: In diesem Fall sollten Sie den unteren Rücken und den Bauch in den ersten drei Monaten nur äußerst sanft massieren. Ferner brauchen Sie professionelle Beratung bezüglich der Öle, die Sie verwenden können, da manche ätherische Öle für Schwangere unverträglich sind.

- Bei Krampfadern: Jeder direkte Druck auf die Venen ist zu vermeiden, und generell ist dieser Bereich nur äußerst sanft zu massieren.

Zeit und Raum

Sie könnten sich fragen, wann Sie für eine noch so einfache und kurze Massage Zeit finden sollen. Wir alle benötigen mehr Zeit, und für die meisten von uns ist der Tag zu kurz. Oft verschieben wir gerade unsere Zeit, die uns gehören sollte, auf den nächsten Tag. Aus diesem Grund habe ich die Massagebehandlungen an den natürlichen Pausen, die sich bei einem normalen Tagesablauf ergeben könnten, orientiert, damit Sie Kraft tanken und Ihre Freizeit entspannter genießen können.

Sie können die Massagetechniken zu den unterschiedlichsten Gelegenheiten einsetzen, etwa während eines langen Fluges, in der Dusche, am Schreibtisch oder am Strand. Außerdem finden Sie Techniken, die Ihnen helfen, Stress abzubauen, Energie zu tanken oder Ihre Stimmung zu verbessern. Sie können dieses Buch immer und überall verwenden: zu Hause, im Büro oder im Spital. Ich möchte Ihnen beweisen, dass Sie Massage im Alltag sinnvoll einsetzen können. Sie brauchen weder eine besondere Vorbereitung, noch müssen Sie ein ausgebildeter Heilmasseur sein, um Nackenschmerzen lindern oder nahestehende Menschen massieren zu können. Das Buch stellt jedoch keinen Ersatz für eine professionelle Massage dar.

Es ist mein Wunsch, Ihnen zu vermitteln, dass Sie angesichts von Schmerzen – Ihrer eigenen und den von anderen – nicht völlig machtlos sind. Sie können Ihrem Körper und Geist auf althergebrachte und natürliche Weise helfen. Wenn Ihnen die Worte fehlen, können Sie auf Berührung zurückgreifen.

Goldene Regeln

Es gibt ein paar goldene Regeln, um den größten Nutzen aus dem Buch zu ziehen. Lesen Sie diese bitte genau durch, bevor Sie beginnen.

• **Tief atmen.** Betrachten Sie die Atmung als eine innere Massage all Ihrer Organe. Beim Einatmen vergrößern sich die Lungen und drücken auf das Zwerchfell, das in unterschiedlichster Weise auf alle unteren Organe einschließlich Magen, Leber und Nieren wirkt, da alle durch das Bindegewebe miteinander verbunden sind. Das heißt, dass jede Bewegung, die in einem Organ stattfindet, auf alle anderen einwirkt. Durch die Atmung füllen sich die Lungen mit Sauerstoff, der dann auf die roten Blutzellen übertragen wird, die den Sauerstoff im gesamten Körper verteilen. Häufig sind Erschöpfungsgefühle, Kopfschmerzen, Sehstörungen und schlechte Körperkoordination auf eine falsche und flache Atmung zurückführen.

• **Ruhe wahren.** Es ist wichtig, während des Massierens nicht zu reden, damit Sie geistig abschalten und eine mentale Pause machen können, die Ihr gesamtes System erfrischt. Manche der in diesem Buch genannten Techniken sind zu Hause anwendbar, wo man leichter Ruhe findet. Wenn Sie sich an einem öffentlichen Ort aufhalten, werden Sie etwas mehr Disziplin brauchen, um abschalten und sich auf sich selbst besinnen zu können. Lassen Sie sich dabei von Ihrem Atem leiten. Atmen Sie tief und regelmäßig, und konzentrieren Sie sich drei oder vier Minuten nur auf Ihre Atmung, bevor Sie mit der Selbstmassage beginnen. Das hilft Ihnen, den Geist zur Ruhe zu bringen.

- **Den richtigen Druck anwenden.** Wenn Sie auf Ihren Körper hören, wird er Ihnen sagen, wann der Druck nicht stimmt. Schmerzen signalisieren für gewöhnlich, dass Sie zu fest oder zu schnell massieren. Vermindern Sie sofort den Druck, und verlangsamen Sie die Bewegung. Steigern Sie allmählich den Druck, statt plötzlich zuzustoßen. Vertrauen Sie bei allen Techniken, die konstanten Druck verlangen, auf Ihre Intuition, um die wunden Punkte zu lokalisieren. Mit zunehmender Übung werden Sie die Spannung stärker wahrnehmen, die immer an einem wunden Punkt spürbar ist. Sie ist das Resultat einer Ansammlung von Abfallstoffen – meist Giftstoffe, die der Stoffwechsel nicht ausscheiden konnte. Vermeiden Sie direkten Druck auf die Knochen, speziell entlang der Wirbelsäule. Richten Sie den Druck immer auf die Muskeln.

- **Das richtige Tempo finden.** Üben Sie mit langsamen Bewegungen. Stellen Sie sich vor, Sie würden durch eine fremde Stadt gehen. Wenn Sie rennen, nehmen Sie nichts vollständig wahr. Sie brauchen Zeit und Bewusstheit, um möglichst viel von einem unbekannten Ort aufzunehmen. Das Gleiche gilt für den menschlichen Körper. Entdecken Sie ihn langsam und bedächtig mit Ihren Berührungen. Je präsenter Sie sind, desto normaler wird Ihnen das langsame Tempo erscheinen. Behalten Sie einen kontinuierlichen Rhythmus bei, und wiederholen Sie die Bewegungen mindestens so oft, wie ich es vorgebe. Die rhythmischen Wiederholungen helfen dem Nervensystem, sich zu entspannen und das natürliche Gleichgewicht des Körpers wiederherzustellen.

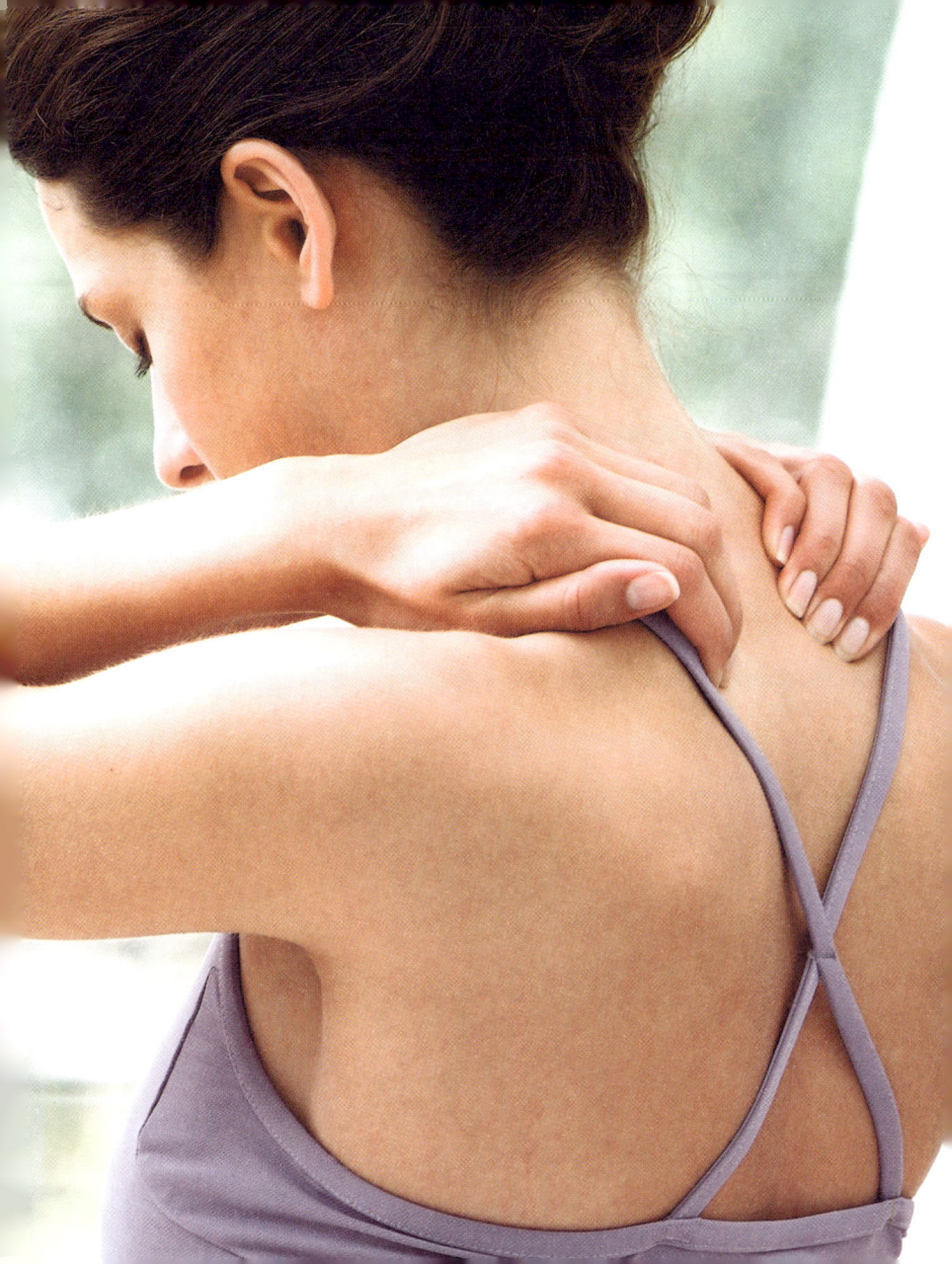

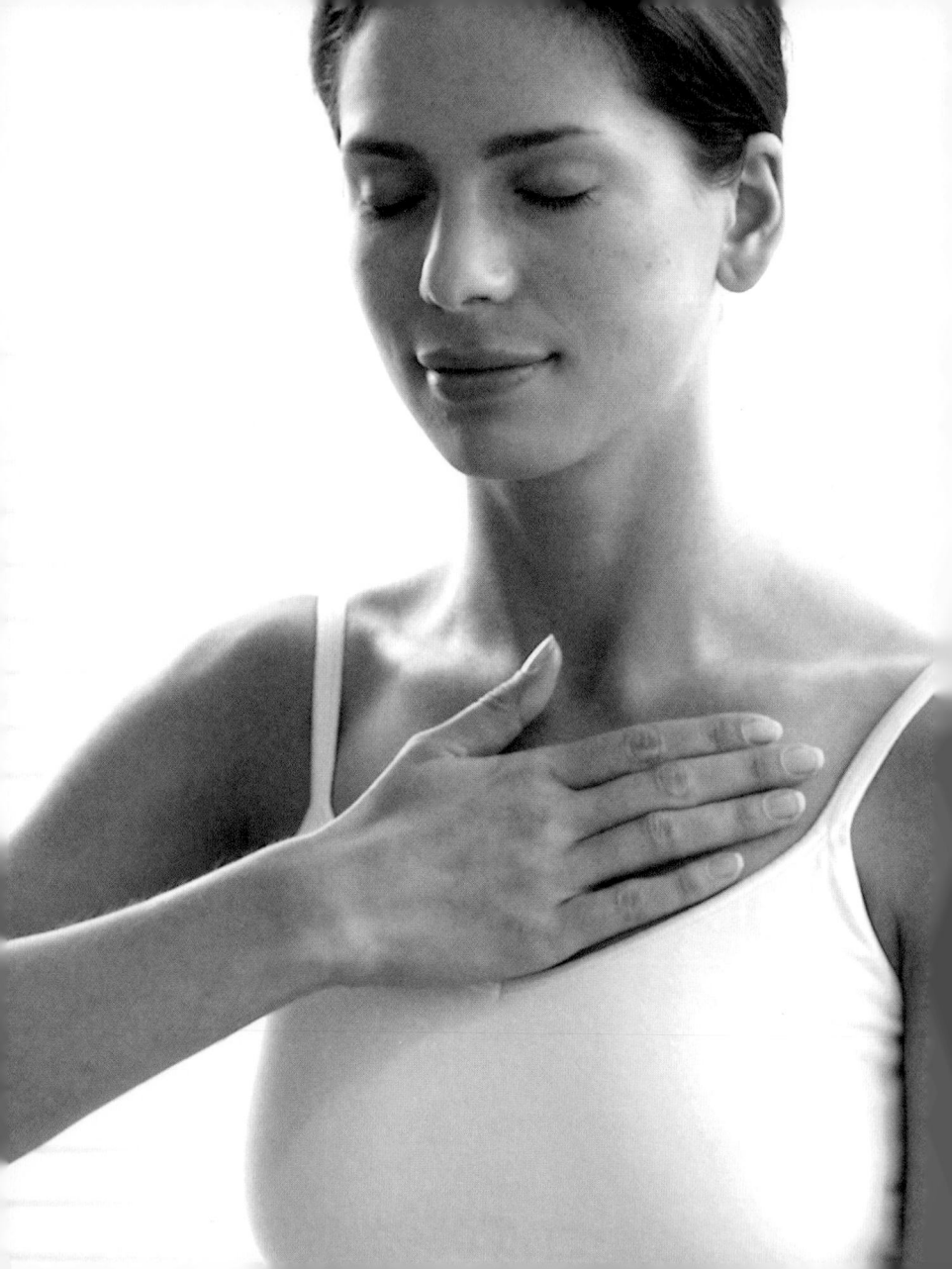

Zum Gebrauch dieses Buchs

Sie können auf jeder beliebigen Seite des Buchs mit dem Massieren beginnen: Das Buch ist für den alltäglichen Gebrauch angelegt. Alle angeführten Massagetechniken sind einfach und erfordern von Ihnen keine Vorkenntnisse. Es reicht Ihr Wunsch, mit sich selbst oder mit dem Menschen, den Sie massieren, in Kontakt zu treten. Bevor Sie mit einer Massage beginnen, entspannen Sie zuerst immer Körper und Geist. Dazu atmen Sie einige Male ruhig und regelmäßig durch.

Es würde mich freuen, wenn dieses Buch Ihr treuer Gefährte wird, und zwar nicht nur als Heilquelle gegen Schmerzen und Beschwerden, sondern es soll Ihnen auch helfen, jeden Moment Ihres Lebens durch die Kraft der Berührung bedeutsamer zu machen. Ich hoffe, es gelingt mir, Sie mit meiner Leidenschaft für Massage anzustecken und Sie die Freude von Geben und Empfangen in der Berührung entdecken zu lassen.

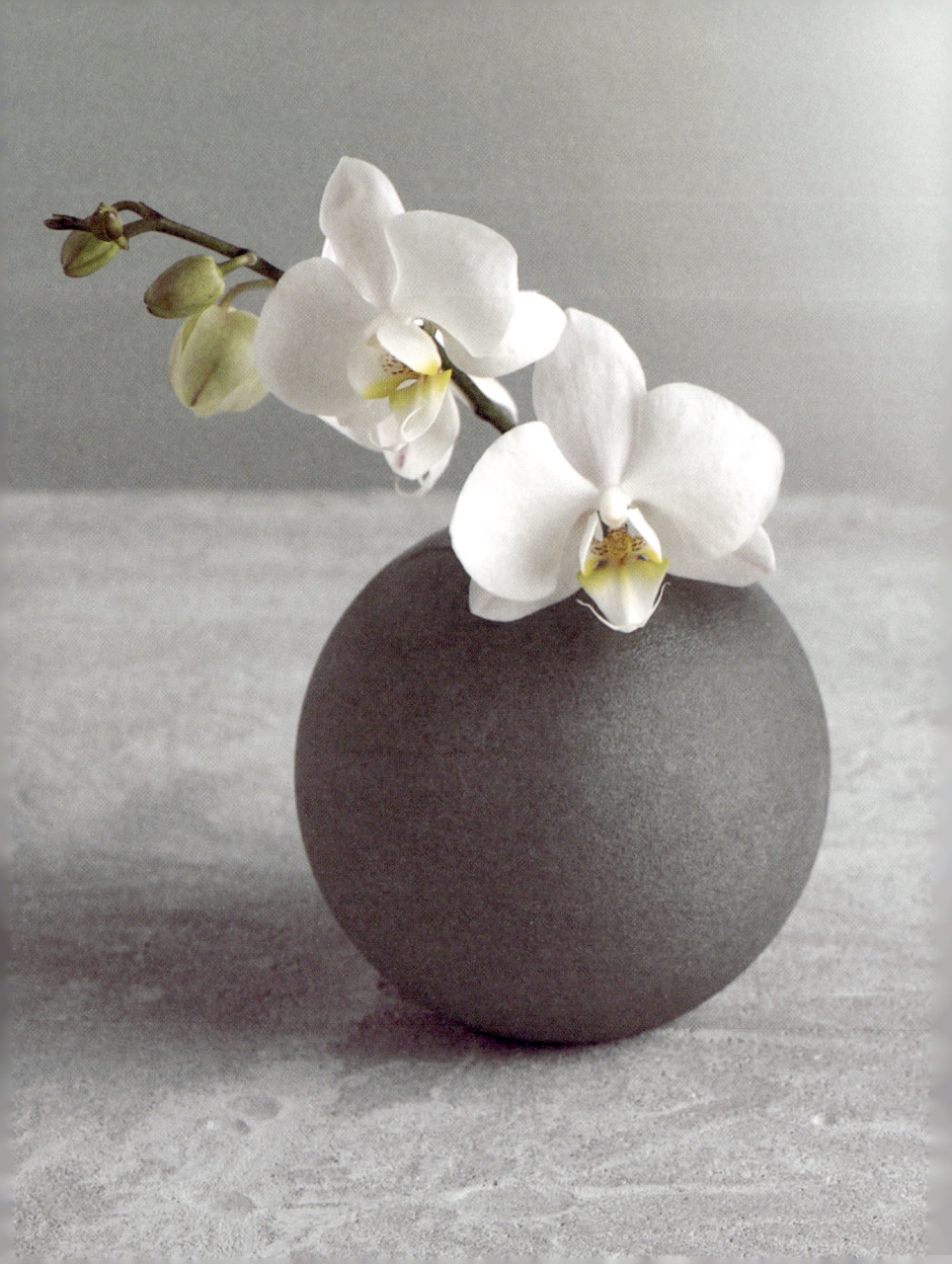

Immer

Sie können Massagetechniken in jedem passenden Moment einsetzen, um Verspannungen zu lösen und Ihr Wohlbefinden zu steigern. Am Morgen ist die Massage eine gute Vorbereitung auf die Herausforderungen des Tages, während es am Abend nichts Besseres gibt, um Körper und Geist zu entspannen.

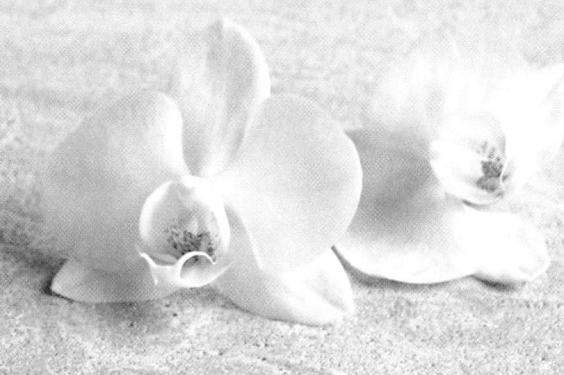

1 Setzen Sie sich auf die Bettkante, sodass die Füße am Boden stehen. Arme locker lassen und die Verbindung zwischen den Füßen und dem Boden spüren. Hände in den Schoß legen und Augen schließen. Sanft und ohne Anstrengung ausatmen. 3-mal ein- und ausatmen.

2 (*rechts*) Die rechte Hand auf die Kopfhaut legen, die linke im Schoß lassen. Sanft mit den Fingern die Haarwurzeln nahe der Stirn durchkämmen und dann die Faust schließen. Dabei so viel Haar wie möglich umfassen und beim Ausatmen sanft daran ziehen. Die Faust eng am Haaransatz lassen. Dann loslassen.

3 Beim nächsten Einatmen die rechte Hand weiter nach hinten führen, so viel Haar wie möglich umfassen und beim Ausatmen sanft daran ziehen. In dieser Art über die ganze rechte Seite des Kopfes einen Haarschopf greifen und wieder loslassen. Fest und rhythmisch ziehen. Spüren Sie, wie sich die Kopfhaut bewegt. Dann die linke Seite bearbeiten.

4 Die Finger beider Hände auf den Kopf legen und sanft über die ganze Kopfhaut klopfen. Dabei regelmäßig atmen. Stellen Sie sich vor, dass schwere Regentropfen auf Ihren Kopf fallen. Das Klopfen beschleunigen, bis sich eine angenehme Wärme auf der Kopfhaut breitmacht. Als Variante können Sie den Kopf mit losen Fäusten statt mit den Fingern abklopfen.

22

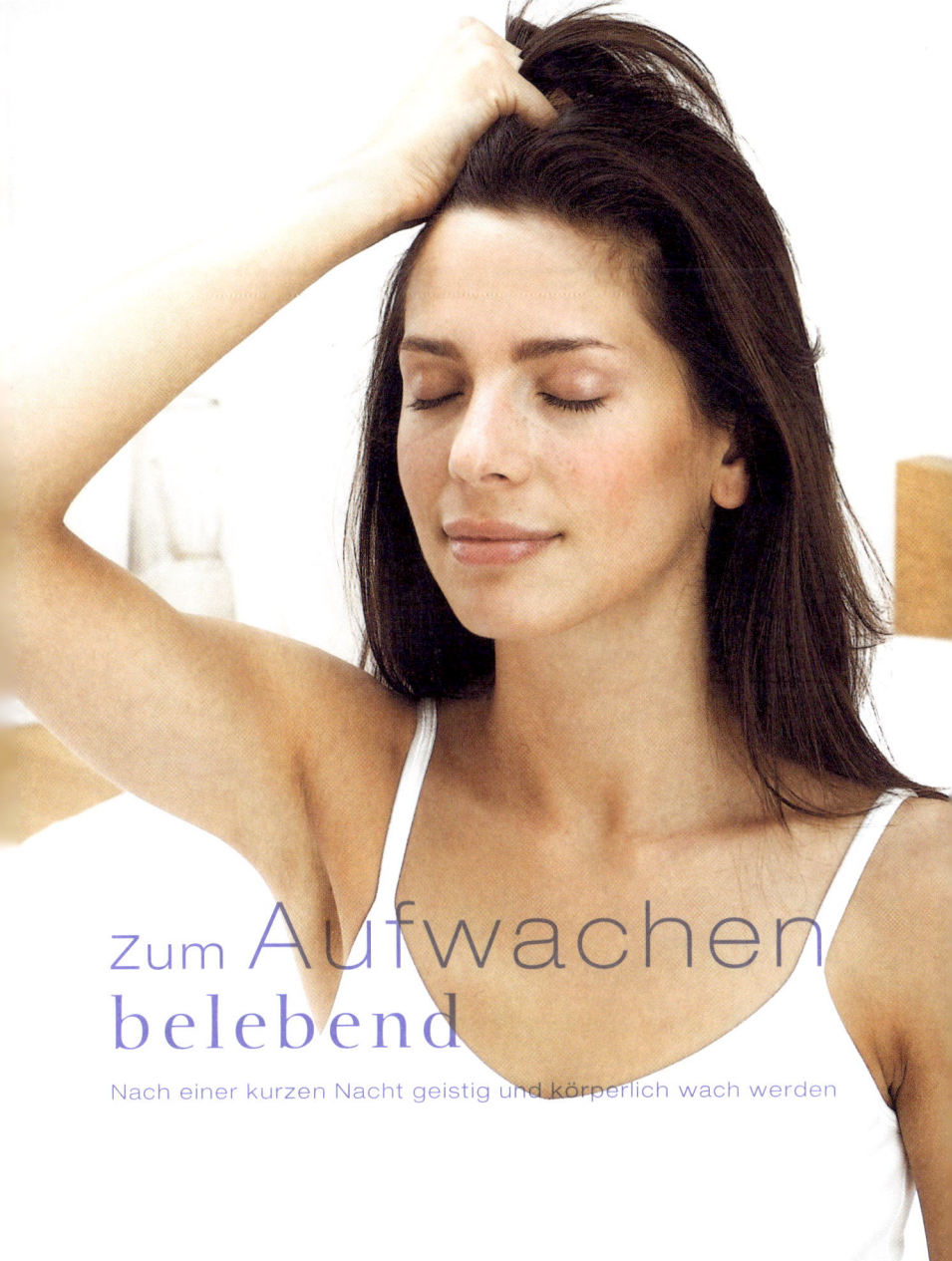

zum Aufwachen
belebend

Nach einer kurzen Nacht geistig und körperlich wach werden

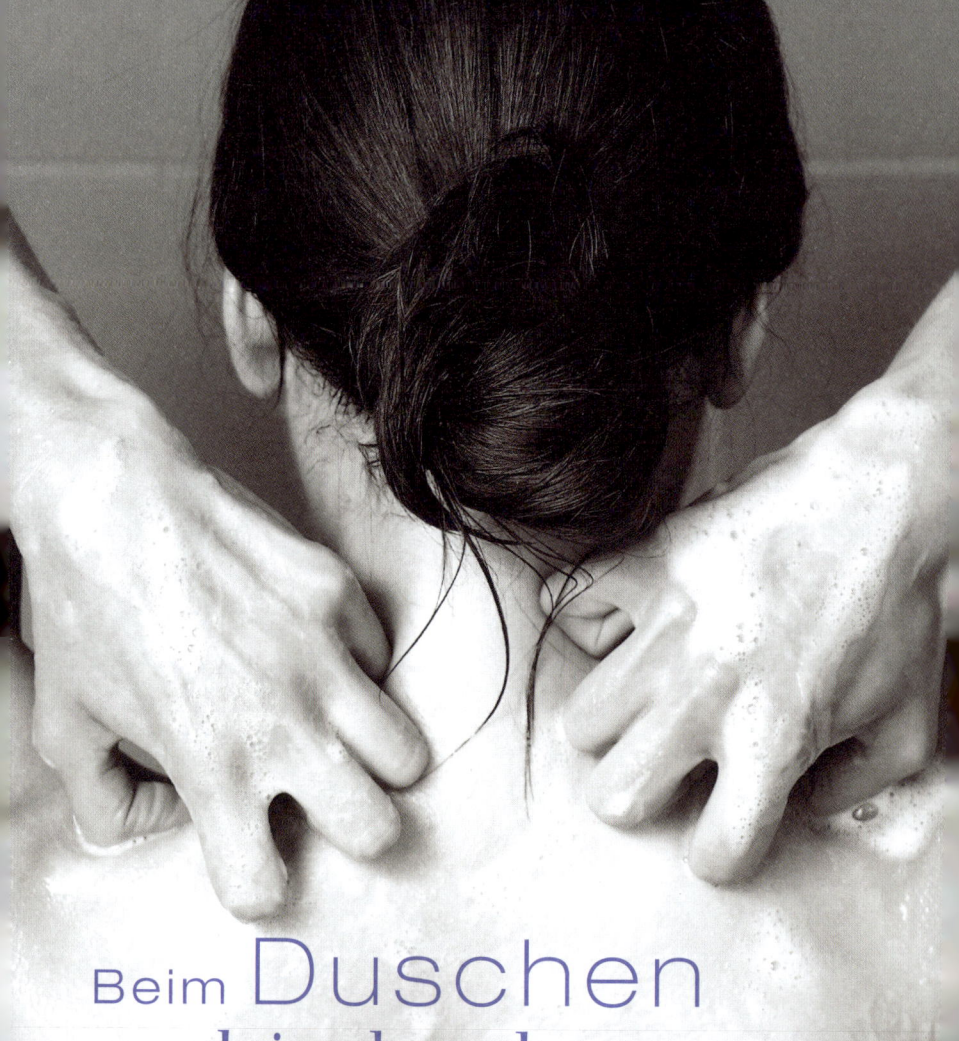

Beim Duschen
verbindend

Eine ideale Zeit, sich selbst mit einer Massage zu verwöhnen

1 Das Wasser heiß genug aufdrehen, damit Ihnen warm wird. Stellen Sie sich vor dem Einseifen ruhig unter die Dusche und spüren Sie, wie das warme Wasser über den Körper strömt und ihn massiert. Schließen Sie die Augen, und genießen Sie das entspannende und wohltuende Gefühl.

2 Arme, Schultern, Brust und Hals gut einseifen. Hände zu losen Fäusten ballen und mit den Knöcheln über den Brustkorb kreisen. Der Seifenschaum ermöglicht den Fingern, ohne Widerstand zu gleiten. Sparen Sie das Schlüsselbein aus, und massieren Sie nur den Brustbereich darunter.

3 Rechte Hand auf den linken Ellbogen legen und den ganzen Arm in kräftigen Kreisen bis zur Schulter massieren. Von der Schulter in einer Bewegung zurück zum Ellbogen streichen. 3-mal wiederholen, dann die linke Schulter mit 5 energischen Kreisbewegungen beleben. Hände wechseln, dann Arm und Schulter auf der anderen Seite bearbeiten.

4 *(gegenüber)* Lose Fäuste bilden und an den Nackenansatz legen. Knöchel sanft darüber und neben der Wirbelsäule bis zum Haaransatz kreisen lassen. Dann mit kreisenden Knöcheln wieder vom Haaransatz, den Nacken hinab bis zu den Schultern massieren. 3-mal wiederholen. Das Duschen mit lauwarmem Wasser abschließen.

1 Bequem hinsetzen, Füße auf den Boden stellen und Augen schließen. Wenn Sie lieber stehen, Schultern lockern und die Knie nicht ganz durchstrecken. Tief und gleichmäßig atmen und auf die Atmung konzentrieren, um den Körper zu vitalisieren und dem Geist kurz Ruhe zu gönnen.

2 (*rechts*) Schultern langsam so hoch wie möglich heben, Arme bleiben locker gestreckt. Schrittweise mit jedem Einatmen heben. Der Widerstand in den Schultern wird abnehmen. Erzwingen Sie die Bewegung nicht, und heben Sie die Schultern nur so hoch, wie es geht.

3 Schultern 2 Atemzüge so hoch wie möglich halten und beim nächsten Ausatmen sehr langsam so weit wie möglich senken. Dabei nicht drücken, sondern die Muskeln entspannen. 3-mal wiederholen. Bei jedem Mal wird der Raum zwischen Schultern und Hals weiter.

4 Rechte Hand auf das linke Schultergelenk legen, einatmen und beim Ausatmen die Hand mit schnellen, rhythmischen Bewegungen einwärts über das Gelenk kreisen lassen. Nochmals einatmen und beim Ausatmen 5-mal auswärts über das Gelenk kreisen. Hände wechseln und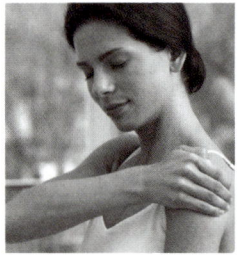

dieses rasche, rhythmische Kreisen mit der linken Hand auf der rechten Schulter wiederholen. Augen öffnen und tief atmen.

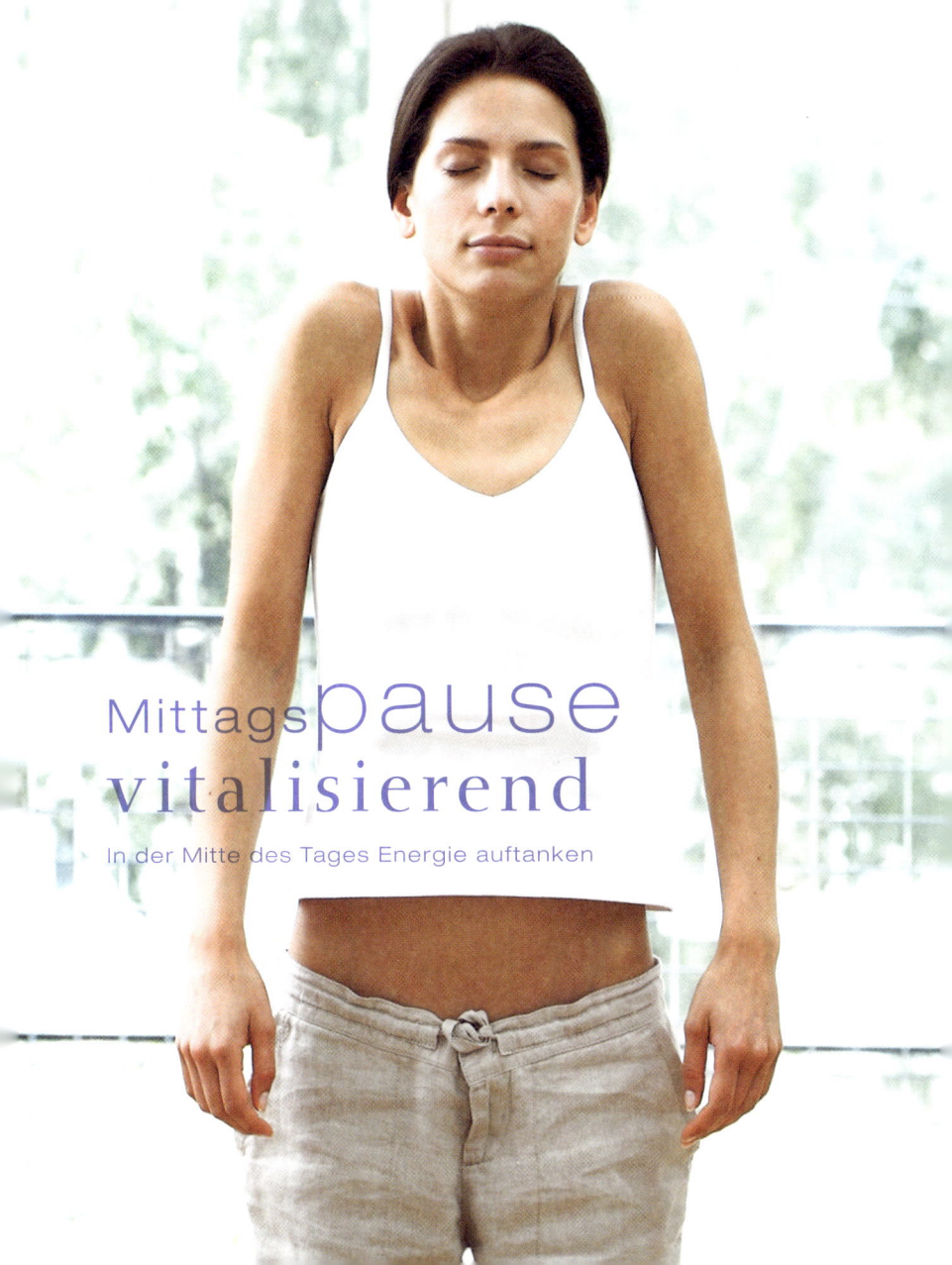

Mittags**pause**
vitalisierend

In der Mitte des Tages Energie auftanken

Abend**erholung**
wohltuend

Den Tag gelöst abschließen und das Schlafverhalten verbessern

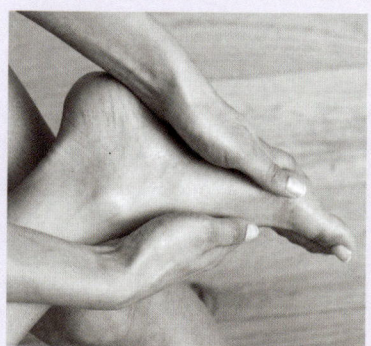 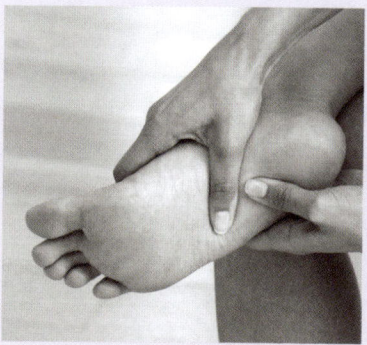

1 Setzen Sie sich auf einen Stuhl oder Bettrand. Rechten Fuß entspannt auf das linke Knie legen. Langsam und sanft Rist und Fußsohle eincremen. Fuß zwischen die Hände nehmen und mit kreisenden Bewegungen den ganzen Fuß, von den Zehen bis zum Knöchel, massieren.

2 Beide Daumen auf die Sohle legen und Rist mit den Fingern stützen. Daumen in die Sohle drücken und tiefe, langsame Kreise nach außen beschreiben. Daumen heben und an eine andere Stelle der Sohle legen, dort die Massage wiederholen. So die ganze Sohle und Ferse massieren. Dabei regelmäßig atmen.

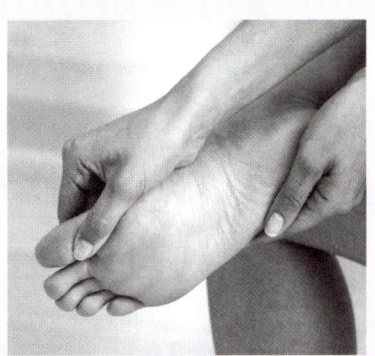 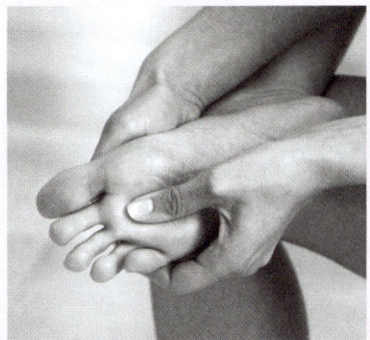

3 Ferse mit der linken Hand umfassen und stützen. Rechten Daumen auf die große Zehe pressen. Jeweils 5 langsame Kreise in beide Richtungen machen und so über die ganze Oberfläche der großen Zehe streichen. Die Kreisbewegungen nach der Reihe bei jeder Zehe wiederholen.

4 Nun den Fuß mit der rechten Hand stützen und den linken Daumen oben in die Mitte der Fußsohle drücken. Mit dem linken Daumen entlang der Mittellinie bis zur Fersenkante gleiten. Den Fuß zwischen beide Hände nehmen, tief 3-mal ein- und ausatmen. Die Massageabfolge von Schritt 1–4 am linken Fuß wiederholen.

2

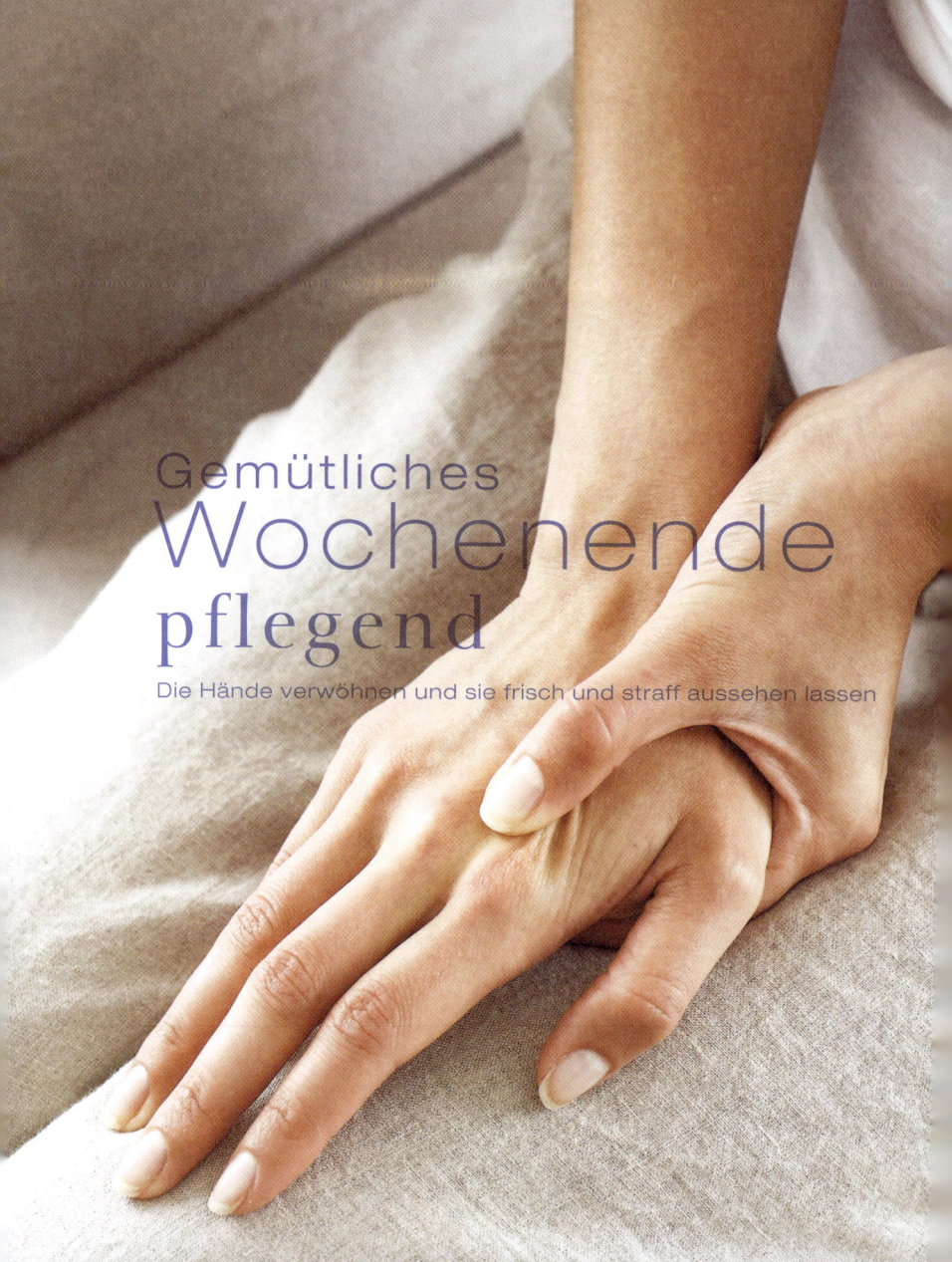

Gemütliches
Wochenende
pflegend

Die Hände verwöhnen und sie frisch und straff aussehen lassen

1 Setzen Sie sich gemütlich auf die Couch, stützen Sie den Rücken mit einem Kissen. Beine sind gestreckt. Cremen Sie Rücken und Finger der rechten Hand mit langsamen Bewegungen bis zum Handgelenk ein. Streichen Sie mehrmals vom Handgelenk zu den Fingern, und cremen Sie dann die rechte Handfläche ein.

2 (*gegenüber*) Legen Sie die rechte Hand auf die Finger der linken Hand, deren Handfläche nach oben weist. Streichen Sie mit dem linken Daumen entlang der Sehnen vom Knöchel des kleinen Fingers zum Handgelenk. Streichen Sie in dieser Art bei jedem Finger vom Knöchel bis zum Handgelenk.

3 Nehmen Sie den Ansatz des kleinen Fingers der rechten Hand zwischen den linken Daumen und Zeigefinger, und kreisen Sie damit um den Finger. Massieren Sie diesen so bis zum Fingernagel. Bei jedem Finger 3-mal wiederholen, atmen Sie dabei langsam und lassen Sie die Schultern entspannt.

4 Massieren Sie die rechte Handfläche mit dem linken Daumen und verwenden Sie die Finger der linken Hand als Stütze. Streichen Sie mit dem Daumen in kleinen Kreisen über die Handfläche. Sie sollten spüren, wie sich die Anspannung löst. Danach Hände aneinanderlegen, drei Atemzüge durchatmen. Wiederholen Sie Schritt 1–4 mit der anderen Hand.

Kurze Auszeit
fokussierend

Spannung lösen für Munterkeit und Frische

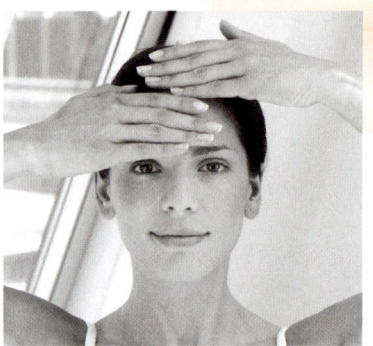 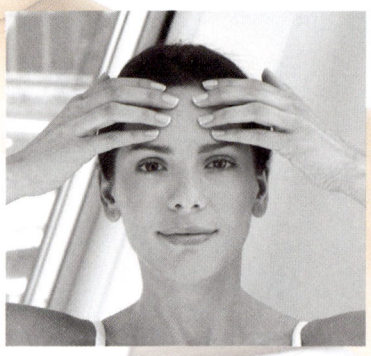

1 Stellen Sie sich vor den Spiegel, um die Position jeder Bewegung kontrollieren zu können. Zuvor 3-mal tief durchatmen. Dann mit den Händen 5-mal hintereinander nach oben über die Stirn bis zum Haaransatz streichen. Hände entspannen und langsame, rhythmische Bewegungen machen. Achten Sie darauf, nicht zu viel Druck anzuwenden.

2 Fingerspitzen auf die Stirn legen. Sanft in die Haut drücken und 5 regelmäßige Kreise nach außen ziehen. Dehnen Sie nicht nur die Haut, denken Sie daran, das darunterliegende Gewebe langsam zu bewegen. Massieren Sie dabei die ganze Stirn, und schließen Sie den Haaransatz und den Bereich über den Augenbrauen mit ein.

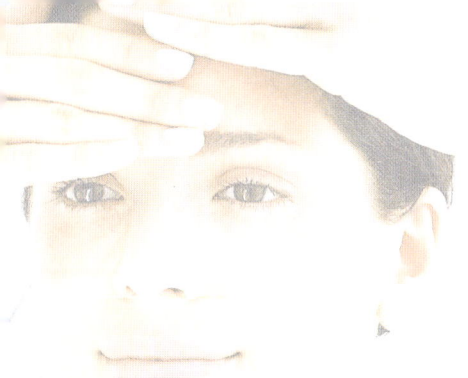

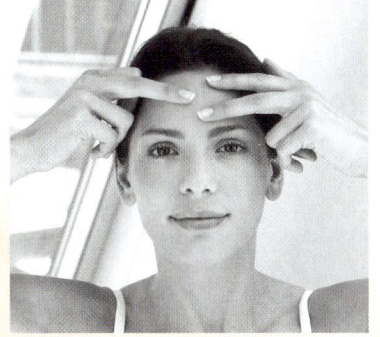

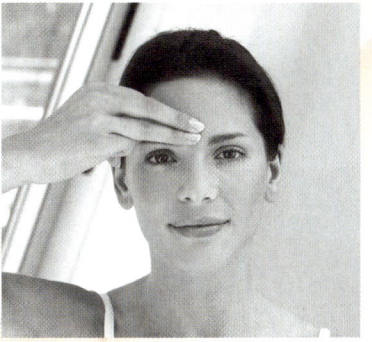

3 Hände quer über die Stirn legen und mit den Zeige- und Mittelfingern sanften Druck ausüben. Machen Sie nun damit eine »Zick-Zack«-Bewegung, wobei sich die Hände zueinanderbewegen. Langsam beginnen, dann allmählich beschleunigen, um dann wieder langsam zu werden. Massieren Sie so 30 Sekunden lang die ganze Stirn.

4 Rechten Ring- und Mittelfinger zwischen die Augenbrauen auf das Nasenbein legen und einatmen. Die linke Hand ruht im Schoß. Streichen Sie in einer Spiralbewegung entlang der Mitte der Stirn mit leichten Kreisen vom Nasenansatz bis zum Haaransatz. Dabei tief atmen und Schultern entspannt lassen.

Vor einem Meeting ausgleichend

Energie tanken und sich einstimmen

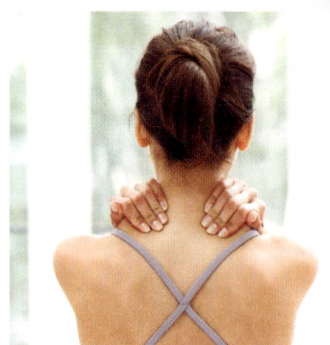 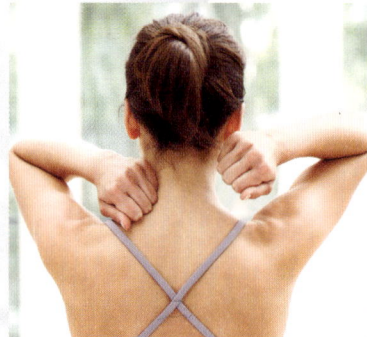

1 Jeweils eine Hand auf eine Schulter legen. Fest die Oberflächenmuskulatur der Schulter umfassen und mit dem Nacken verbinden. Langsam ausatmen, zusammendrücken und die Schultern mit den Händen heben und kurz halten. Beim Ausatmen den Griff langsam lösen. 3-mal wiederholen.

2 Hände zu Fäusten ballen und auf jede Schulter legen. Beim Ausatmen damit kräftig und rhythmisch die Schultermuskeln entlang klopfen. Keinesfalls auf Knochen klopfen, das könnte wehtun. Dabei regelmäßig atmen und weitere 15 Sekunden lang Schultern abklopfen.

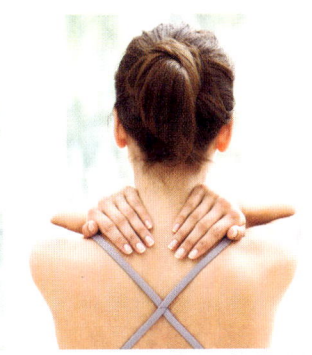

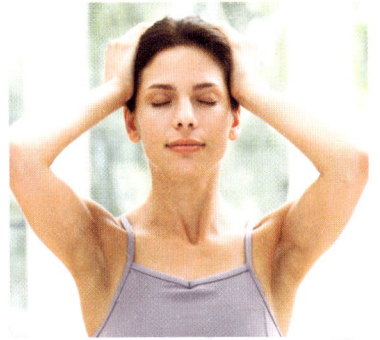

3 Legen Sie die Handflächen wieder auf die Schultern. Schließen Sie die Augen, und nehmen Sie die angenehme Wärme, die aus den Schultern strömt, wahr. Stellen Sie sich vor, Sie »schicken« Ihren Atem in Ihre Schultern.

4 Legen Sie links und rechts eine Hand auf den Kopf. Beim Ausatmen drücken Sie leicht die Kopfhaut und halten den Druck. Einatmen. Beim Ausatmen lösen Sie den Druck und fühlen die Wärme Ihrer Hände auf dem Kopf. 3-mal wiederholen. Dann die Augen wieder öffnen.

1 Achten Sie darauf, dass Sie aufrecht sitzen, die Beine nicht überkreuzt und die Füße am Boden sind. Wenn möglich, ziehen Sie die Schuhe aus. Entspannen Sie die Schultern, und neigen Sie den Hals leicht nach vorn, um jegliche Anspannung zu mindern. Wenn Sie den Hals zu sehr beugen, erhöht dies den Widerstand, statt die Muskeln zu entspannen.

2 (*rechts*) Rechte Hand auf die linke Schulter legen. Tief atmen und spüren, wie sich die Wärme der Hand über die Schulter ausdehnt. Drücken Sie Zeige- und Mittelfinger, ohne die Position zu ändern, in den Muskel und lassen Sie diese beim Ausatmen so oft Sie wollen kreisen. Ist dort ein wunder Punkt, in den Muskel drücken und einige Atemzüge halten.

3 Massieren Sie entlang der ganzen Schulter. Orten Sie die weichsten Stellen, und arbeiten Sie mit kreisender oder statischer Druckausübung. Mit langsamen, tiefen Kreisen beginnen, dann das Tempo steigern. Nun wie in Schritt 1–3 mit der linken Hand die rechte Schulter massieren.

4 Beide Hände in den Schoß legen, den Kopf wieder aufrichten und die Schultern 5-mal rückwärts und 5-mal vorwärts kreisen lassen. Der Hals bleibt dabei entspannt. Achten Sie darauf, dabei nicht die Ellbogen zu beugen oder die Unterarme einzusetzen. Die Bewegung soll wahrnehmbar von den Schultern ausgehen. 3-mal tief durchatmen.

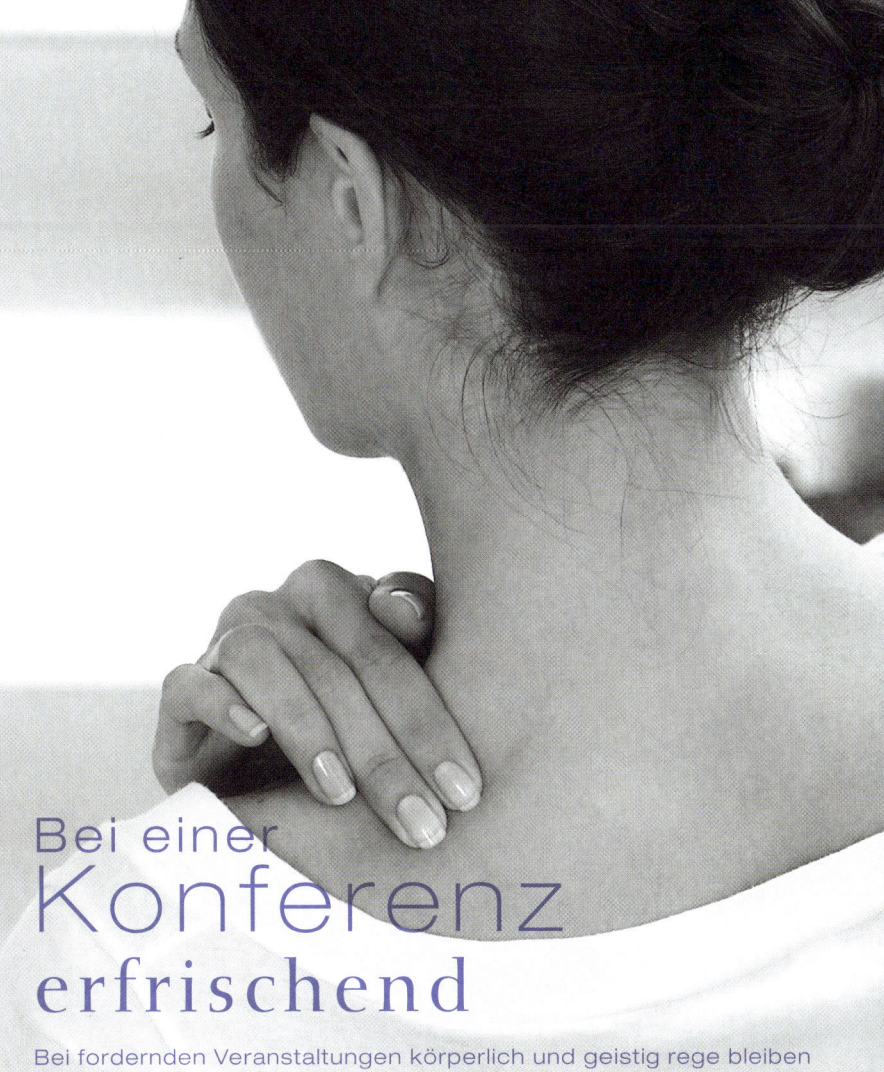

Bei einer
Konferenz
erfrischend

Bei fordernden Veranstaltungen körperlich und geistig rege bleiben

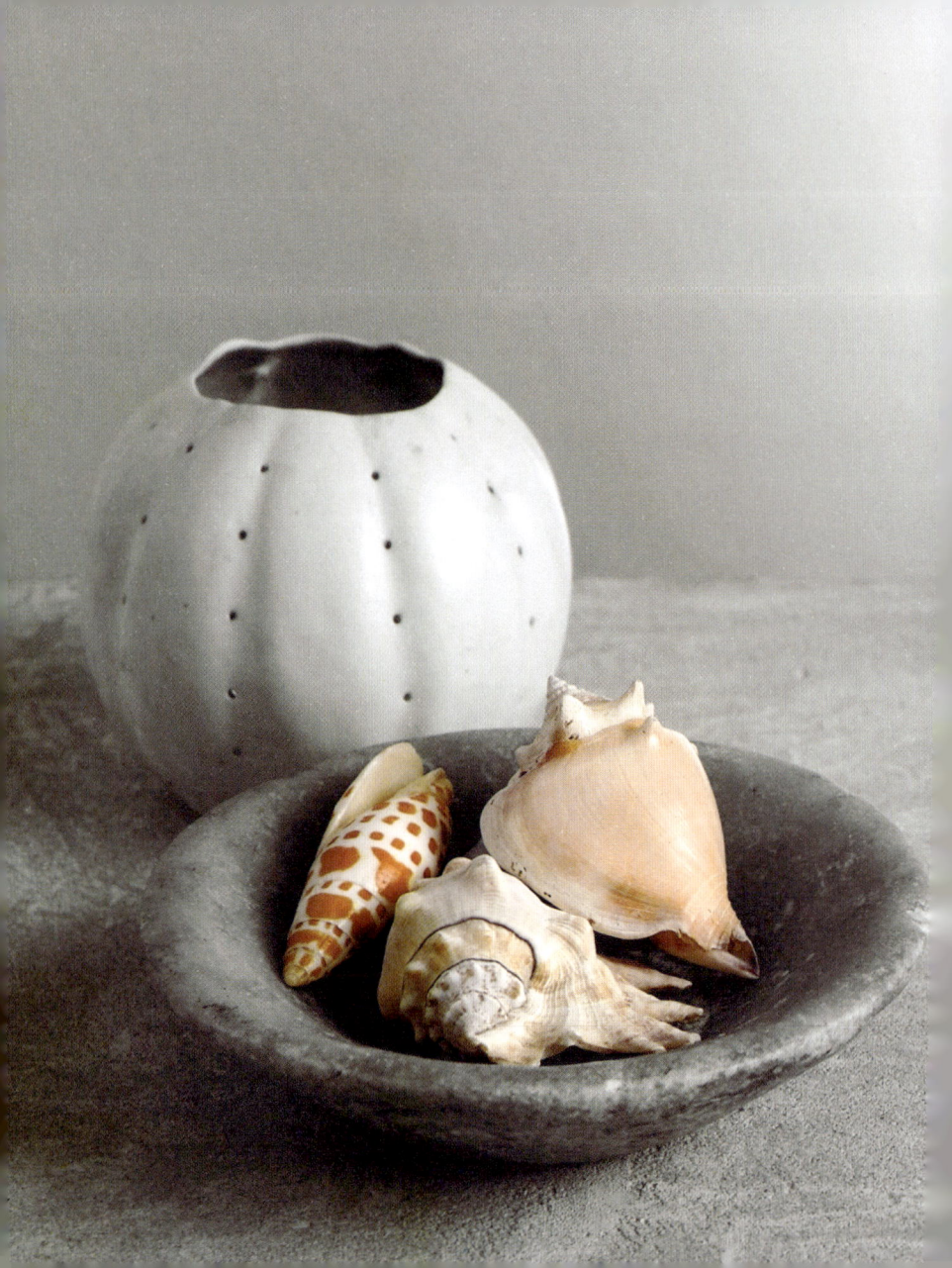

Überall

Sie müssen kein Spa aufsuchen, um von Massage profitieren zu können. Sie können, egal wo Sie gerade sind, einfache Massagetechniken anwenden, um sich zu entspannen, zu beleben und Verspannungen oder leichte Schmerzen zu lösen.

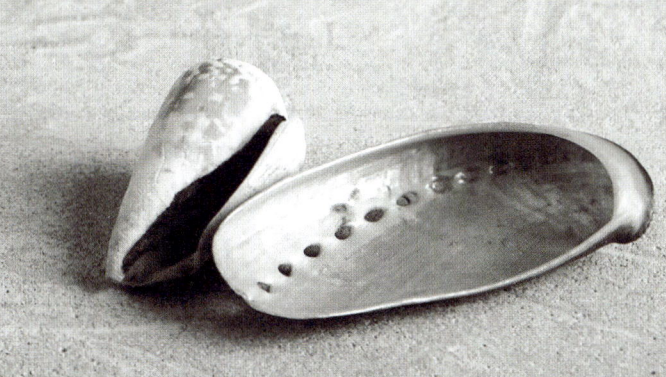

Im Bett
stresslösend

Das Kreuz entspannen und stressbedingten Schmerz lösen

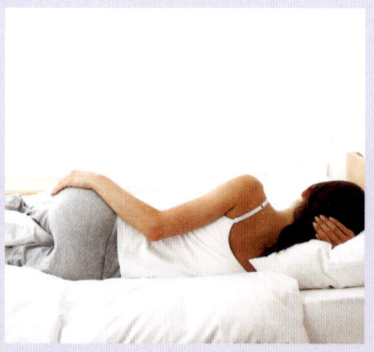 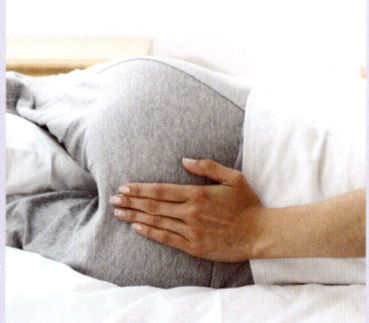

1 Legen Sie sich auf die rechte Seite. Das untere Bein strecken, das obere beugen und auf das untere Bein legen, sodass der obere Fußknöchel auf dem unteren Knie ruht. Kopf auf den rechten Arm legen. Bei Bedarf können Sie ein Kissen oder ein gefaltetes Handtuch unter das gebeugte Bein legen.

2 Die linke Handfläche auf das Kreuzbein legen, den untersten Teil des Rückens, wo die Wirbelsäule mit dem Gesäß verbunden ist. Beim Ausatmen sanft die Handfläche zum Kreuzbein drücken. Beim Einatmen den Druck lösen, dann beim Ausatmen wieder zudrücken. Die Abfolge so lange wiederholen, bis der Bereich warm ist.

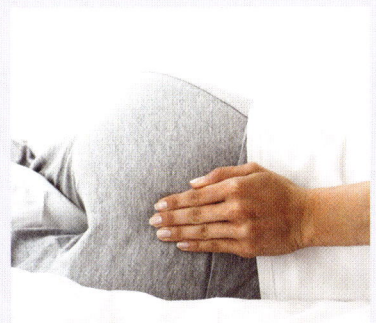

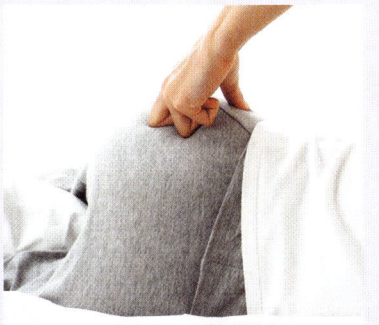

3 Nun das Kreuzbein (Sacrum) mit den Fingerkuppen massieren. Arbeiten Sie langsam und präzise, und versuchen Sie alle Stellen von jeglicher Anspannung zu befreien. Einige Minuten massieren. Falls Sie eine schmerzende Stelle finden, lassen Sie Ihre Fingerknöchel darauf kreisen.

4 Mit den Fingerknöcheln 3 Minuten lang die rechte Pobacke und den Schenkel entlang hinabkreisen, dann zum unteren Rücken zurückkehren. Am Ende die linke Hand wieder auf das Kreuzbein legen und 3 Atemzüge dort lassen. Stellen Sie sich vor, in Ihr Kreuzbein zu atmen. Auf die linke Seite drehen und mit der rechten Hand wiederholen.

4

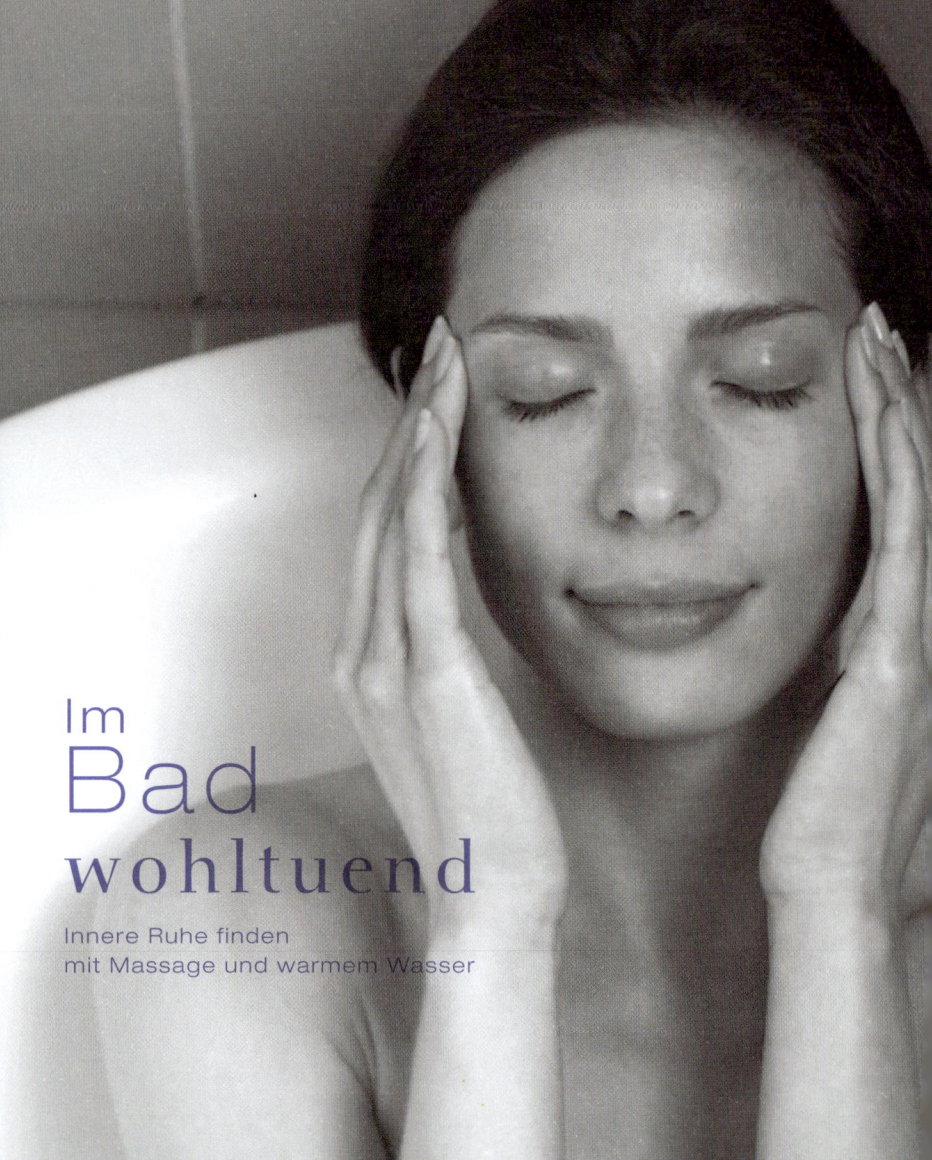

Im
Bad
wohltuend

Innere Ruhe finden
mit Massage und warmem Wasser

1 Nehmen Sie ein Bad. Legen Sie Zeige-, Mittel- und Ringfinger an die Schläfen. Sie können den Kopf auch an ein Badekissen lehnen. Legen Sie die Finger flach aneinander. Schließen Sie die Augen, atmen Sie 3-mal tief und langsam durch und nehmen Sie die Verbindung von Fingern und Schläfen bewusst wahr.

2 (gegenüber) Beim Ausatmen pressen Sie die Fingerkuppen allmählich in die Schläfen. Lassen Sie die Finger flach aneinander. Halten Sie den Druck, und zählen Sie bis drei. Beim Einatmen den Druck lösen. Dann beim nächsten Einatmen wieder Finger an die Schläfen drücken und halten. Sequenz 3-mal wiederholen.

3 Drücken Sie erneut die Fingerkuppen an die Schläfen, doch statt ihn zu lösen, halten Sie den Druck und beschreiben mit den Fingerkuppen langsam 5 kleine, präzise Kreise. Um die Haut nicht zu dehnen, konzentrieren Sie sich darauf, eher das darunterliegende Gewebe als die Haut selbst zu bewegen. Sequenz 3-mal wiederholen.

4 Kehren Sie zu Schritt 2 zurück, und wiederholen Sie diese Sequenz und jene von Schritt 3 ein weiteres Mal. Zum Abschluss legen Sie beide Hände auf das Gesicht und atmen mehrmals langsam und tief durch.

1 (*rechts*) Sie brauchen für diese belebende Massage weder Öl noch Creme und können daher die Strümpfe oder Socken anbehalten. Den linken Fuß auf das rechte Knie legen. Den Fuß zwischen den Handflächen reiben, dabei mit den Händen in die entgegengesetzte Richtung nach vorn und hinten streichen, bis der Fuß warm ist.

2 Zehen mit der rechten Hand umfassen, abwechselnd anwinkeln und strecken. Dann ausgehend von der großen Zehe jede Zehe mehrmals zwischen Daumen und Zeigefinger zusammendrücken. Festen Druck anwenden und den linken Fuß dabei stets mit der linken Hand stützen.

3 Nun die Sehnen auf der Oberseite des Fußes massieren. Dazu den rechten Daumen jeweils zwischen zwei Zehen drücken und ihn dann vom Zehenansatz Richtung Knöchel ziehen. Dabei mit der linken Hand das Fußgelenk stützen.

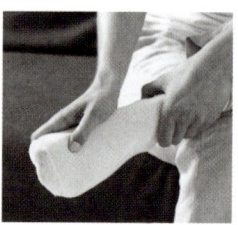

4 Zur linken Fußsohle zurückkehren. Mit den Fingern den Fuß vorne oben abstützen und mit beiden Daumen kräftig von vorne bis zur Ferse die Sohle entlangwandern. So etwa 3 Minuten mit den Daumen auf und ab wandern und dabei immer das gleiche Tempo halten. Füße wechseln und Schritt 1–4 wiederholen.

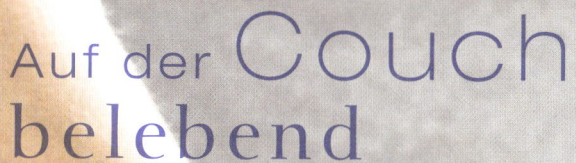

Auf der Couch belebend

Den ganzen Körper mit Hilfe der Füße erwecken

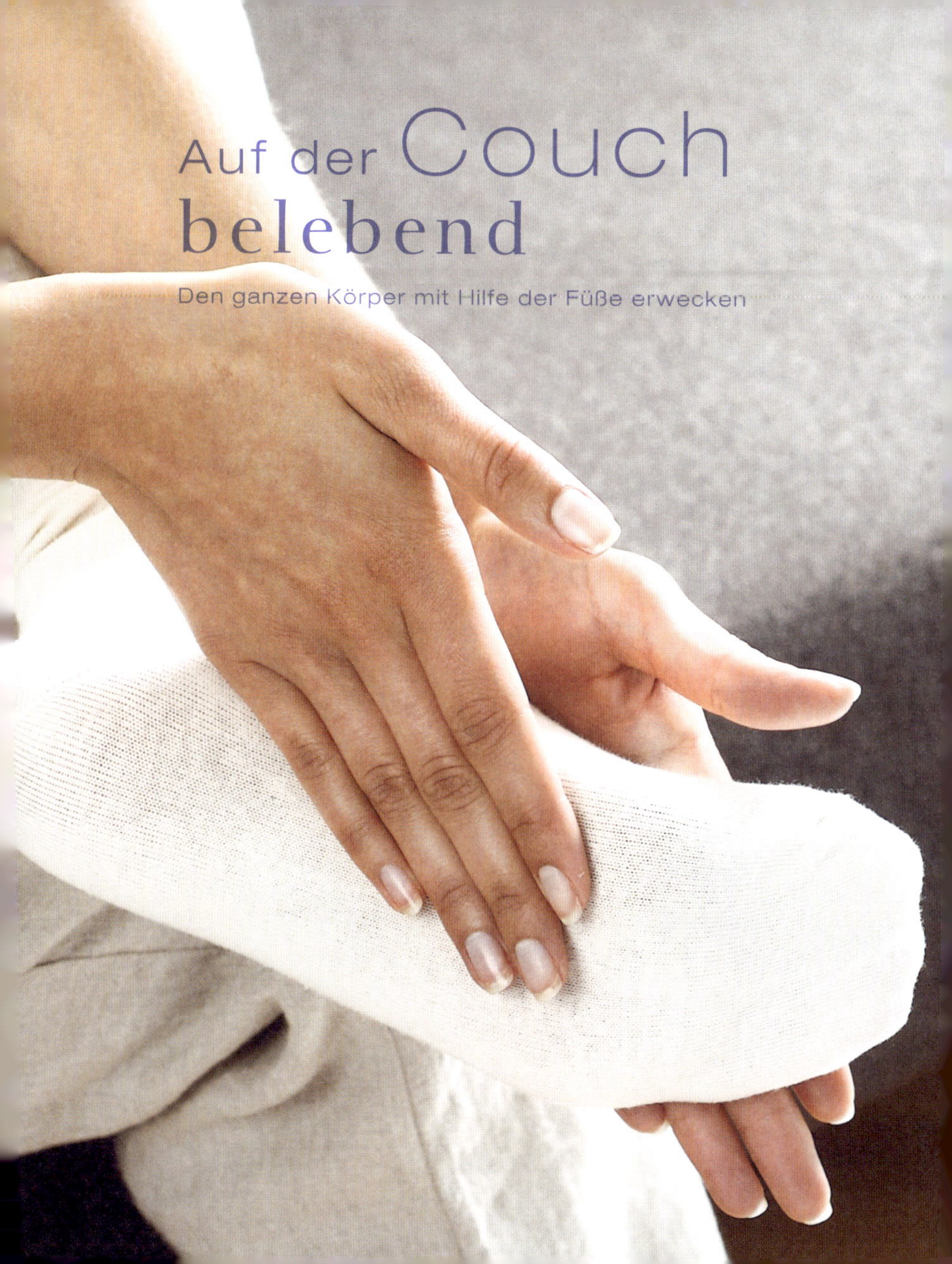

Im Park
erfrischend

Eine kurze Auszeit an der frischen Luft

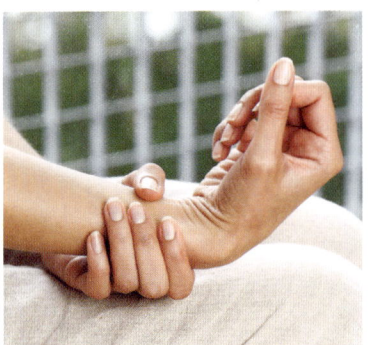 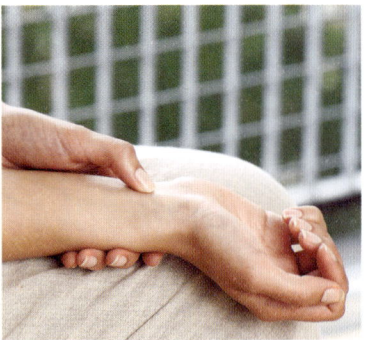

1 Setzen Sie sich auf eine Bank oder ins Gras, Beine nicht überkreuzt und Hände im Schoß. Die linke Hand um das rechte Handgelenk legen. Die rechte Hand langsam 5-mal nach links, dann nach rechts drehen. Der linke Arm bleibt dabei ruhig. Die Hand fallen lassen und mehrmals kräftig ausschütteln. Dann mit der linken Hand wiederholen.

2 Mit der linken Hand das rechte Handgelenk halten und mit den Fingern abstützen. Gleichzeitig den Daumen in den weichen Innenteil des Gelenks drücken. Den Druck 2 Sekunden halten. Nun von der Handwurzel Richtung Unterarm fortsetzen. Nur sanften Druck anwenden, da dort viele Blutgefäße liegen.

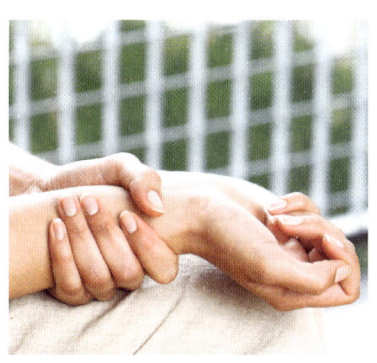

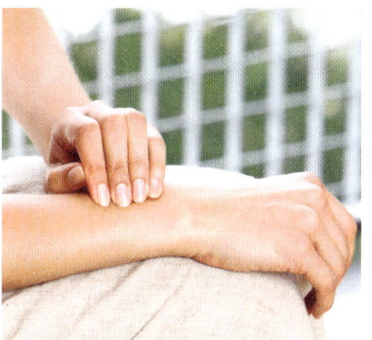

3 Das Handgelenk mit der linken Hand zusammendrücken und halten, dann etwas weiter den Unterarm hinaufrutschen, wieder zusammendrücken, halten. In dieser Art den ganzen Unterarm bis zum Ellbogen bearbeiten. Jedes Mal, wenn Sie den Unterarm zusammendrücken, atmen Sie dabei aus.

4 Den rechten Arm samt der Handfläche auf den rechten Schenkel legen. Beim Ausatmen mit den linken Fingern in das rechte Handgelenk drücken. Halten. Beim Einatmen Finger Richtung Unterarm ziehen, wieder zudrücken und den Druck beim Ausatmen halten. So den ganzen Unterarm massieren. Dann die Seite wechseln.

1 Bequem auf den Rücken legen, Beine leicht gegrätscht, Arme seitlich neben dem Körper. Bei Rückenbeschwerden ein kleines Kissen oder zusammengerolltes Handtuch unter die Knie legen, um den Druck auf die Lendenwirbelsäule zu vermindern.

2 (*rechts*) Den Ball unter den Nacken legen. Lassen Sie den Nacken komplett auf dem Ball ruhen, und spannen Sie ihn nicht an. Tief einatmen und den Nacken einfach vom Ball tragen lassen. Lassen Sie mit jedem Atemzug Ihren Nacken tiefer in den Ball hineinsinken.

3 Beim Ausatmen beginnen Sie, mit dem Kopf über den Ball zu rollen: von der Mitte nach rechts und zurück zur Mitte. Einatmen und beim nächsten Ausatmen den Kopf nach links und dann wieder zur Mitte drehen. Das Ganze sehr langsam ausführen und mehrmals wiederholen.

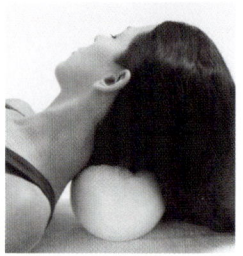

4 Verändern Sie den Rhythmus, und lassen Sie nun den Kopf durchgehend beim Ausatmen von links nach rechts und beim Einatmen von rechts nach links rollen. 3-mal in jede Richtung. Beschleunigen Sie nicht das Tempo, um jede Bewegung des Nackens bewusst wahrzunehmen: Sie sollten spüren, wie die Wirbel lockerer werden. Dann in die neutrale Position zurückkehren und den Nacken einfach am Ball ruhen lassen.

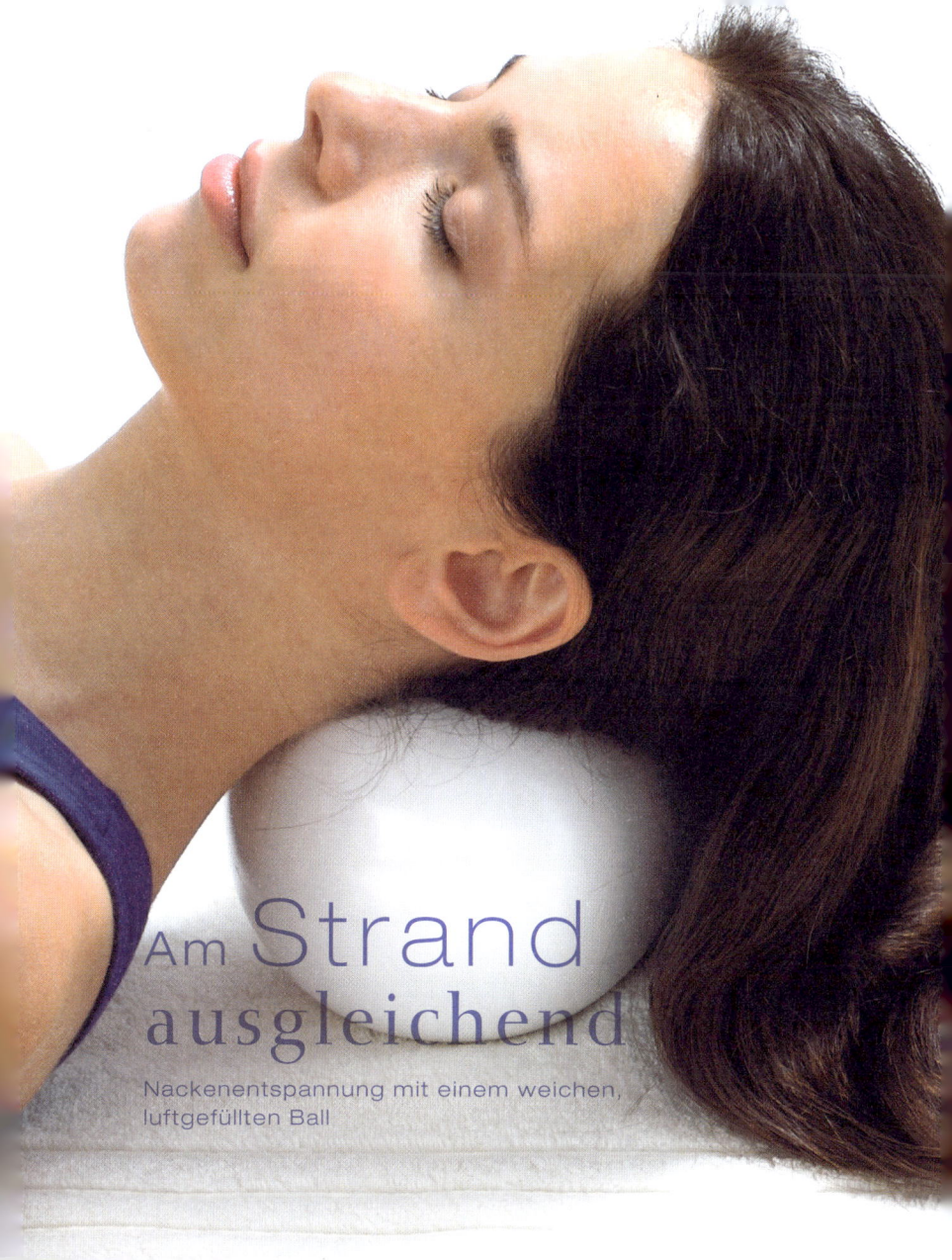

Am Strand
ausgleichend

Nackenentspannung mit einem weichen,
luftgefüllten Ball

1 Versuchen Sie vor dieser Massage geistig abzuschalten, indem Sie die Augen schließen und mehrmals tief durchatmen. Schultern locker lassen. Langsam die Augen öffnen und beim Ausatmen mit dem rechten Daumen allmählich fest in die linke Handfläche drücken. Die linke Hand mit den restlichen Fingern der rechten Hand stützen.

2 (*rechts*) Mit dem Daumen langsam 3 feste Kreise in beide Richtungen ziehen und ihn tief in die Handfläche drücken. Daumen an eine andere Stelle setzen und wieder 3 Kreise ziehen. Die anderen Finger der rechten Hand stützen die linke Hand. Regelmäßig atmen. Die gesamte Handfläche massieren, dann Hände wechseln und wiederholen.

3 Den Ansatz des linken Zeigefingers zwischen die Knöchel des rechten Zeige- und Mittelfingers nehmen. Dann drehen und zur Fingerspitze ziehen. Jeden Finger in dieser Art massieren und dann Hände wechseln.

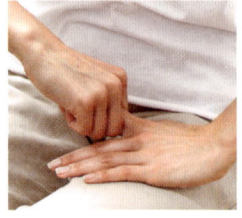

4 Beide Schultern Richtung Ohren ziehen und fallen lassen. Diese Bewegung 3-mal wiederholen. Dann wieder in eine neutrale Position kommen, Schultern entspannen und Hände seitlich hängen lassen. Zum Abschluss die Hände 5-mal kräftig ausschütteln.

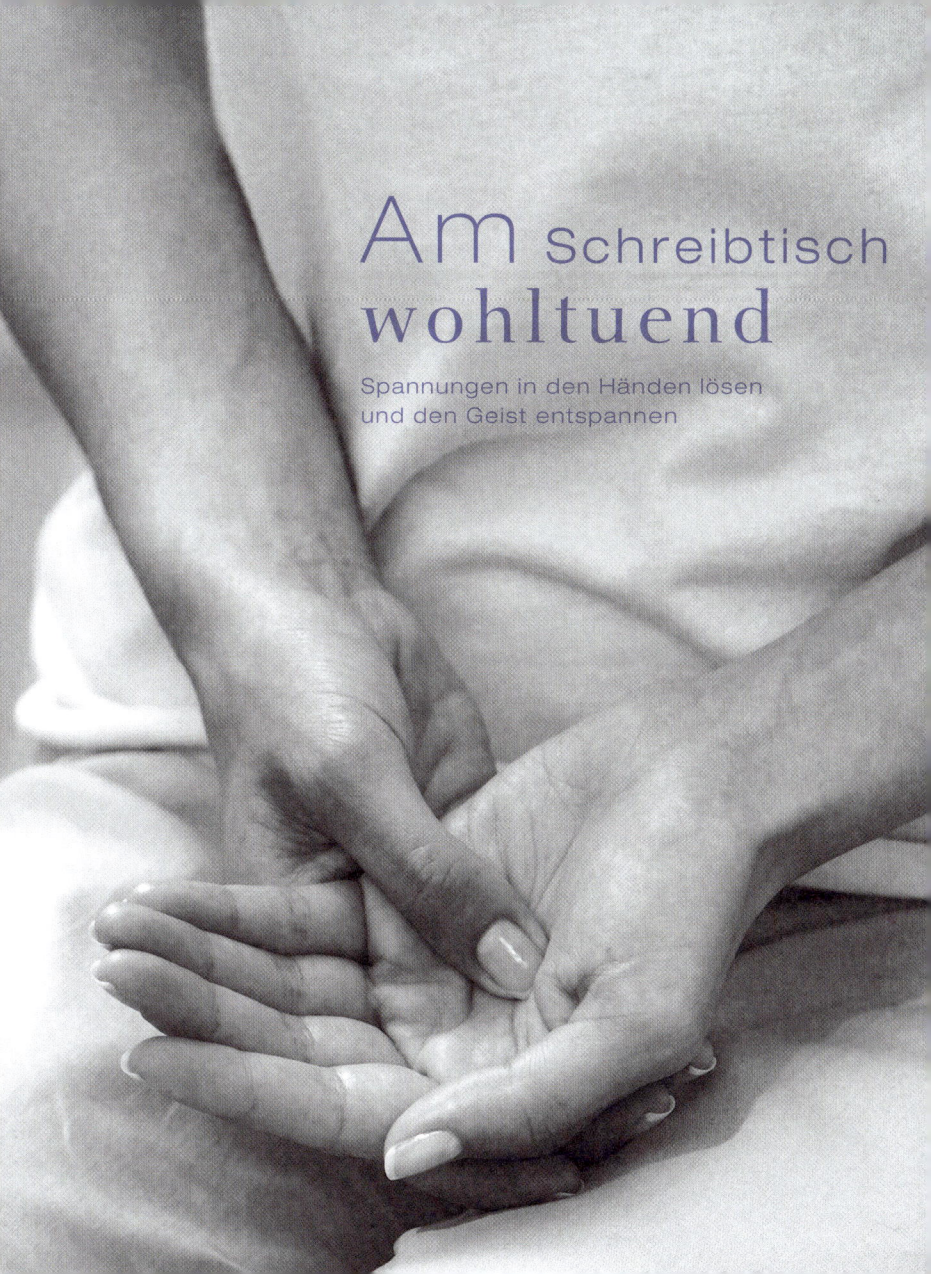

Am Schreibtisch
wohltuend

Spannungen in den Händen lösen
und den Geist entspannen

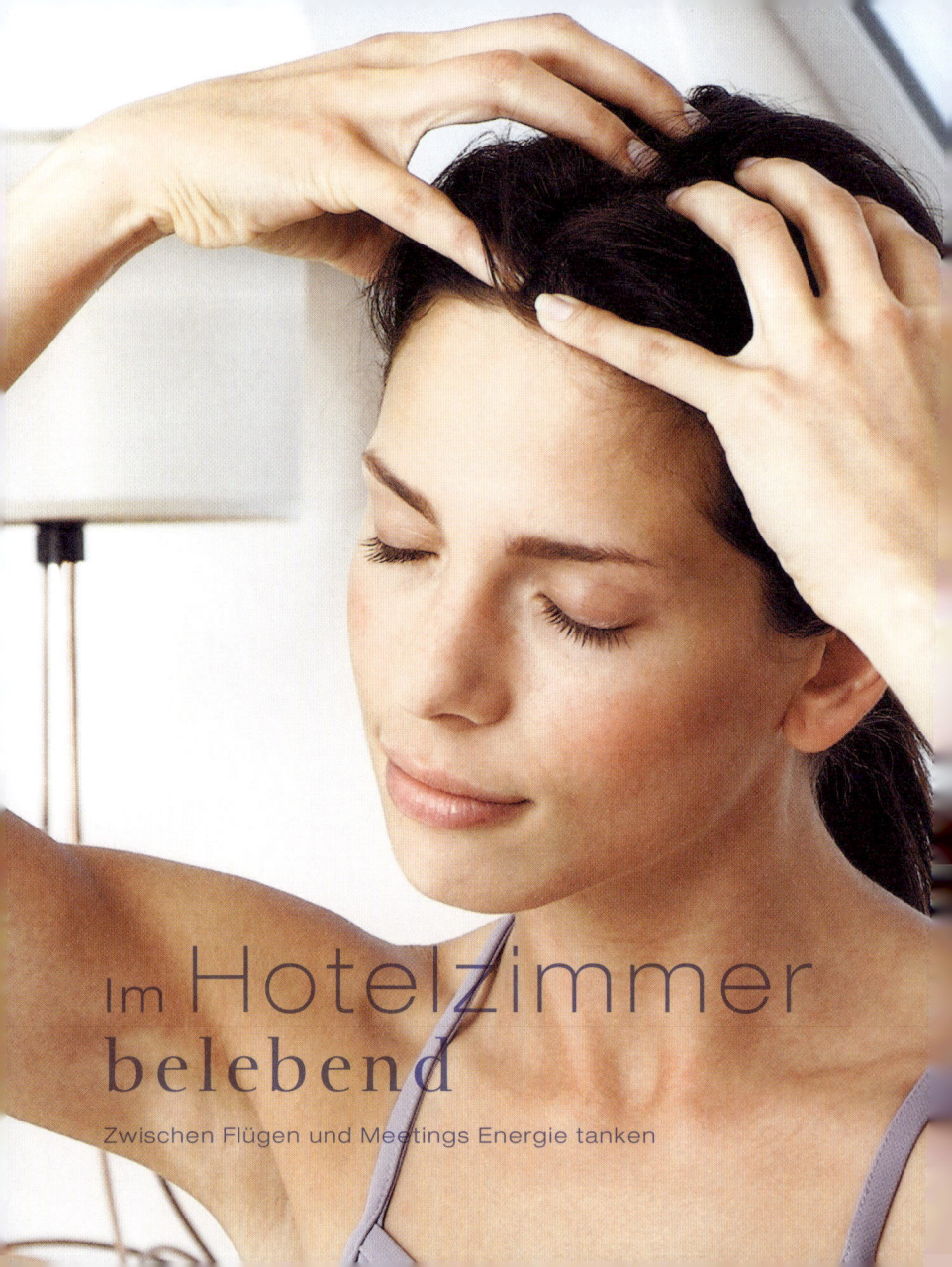

Im Hotelzimmer
belebend

Zwischen Flügen und Meetings Energie tanken

1 (*links*) Aufrecht hinsetzen, Füße flach am Boden. Hände mit gespreizten Fingern an den Kopf legen, sodass die kleinen Finger am Haaransatz liegen. Augen schließen und tief atmen. Beim Ausatmen Handflächen an die Kopfhaut drücken und langsam anheben. 3 Sekunden halten und dann loslassen. 3-mal wiederholen.

2 Die linke Kopfhälfte mit der linken Hand abstützen und die rechte Handfläche an die Kopfhaut pressen. Nun mit der Handfläche die gesamte rechte Seite mit kreisenden Bewegungen massieren. Dabei langsam und regelmäßig atmen: Stellen Sie sich vor, wie jegliche Anspannung langsam dahinschmilzt.

3 Hände wechseln. Nun Kopf mit der rechten Hand stützen. Linke Handfläche gegen die Kopfhaut drücken und wie in Schritt 2 über die gesamte Kopfhälfte kreisen lassen.

4 Nun beide Handflächen an den Kopf legen und kreisen lassen. Dabei die gesamte Kopfhaut 30 Sekunden lang heben und kreisförmig massieren. Sehr langsam beginnen und allmählich das Tempo der kreisenden Bewegung steigern. Augen öffnen. Zum Abschluss 3-mal tief durchatmen.

1

(*rechts*) Setzen Sie sich bequem in den Sitz, Kopf und Schultern entspannt, und umfassen Sie mit beiden Händen Ihre Knie. Sie sollten die Kniescheibe in der Handfläche spüren. Schließen Sie die Augen, und atmen Sie 3-mal langsam und tief durch.

2

Beim nächsten Ausatmen mit den Handflächen 5 feste, kurze Kreise gegen den Uhrzeigersinn um die Knie beschreiben. Pausieren. Einatmen und beim folgenden Ausatmen weitere 5 Kreise im Uhrzeigersinn beschreiben. Je fester und rhythmischer Sie diese Bewegungen durchführen, desto stärker regen Sie den Blutkreislauf an.

3

Versuchen Sie die Beine ruhig und trotzdem entspannt zu lassen. Nun klopfen Sie die Schenkel von den Knien zum Becken hin und zurück abwechselnd mit den Handkanten ab. Das Ganze 3-mal wiederholen.

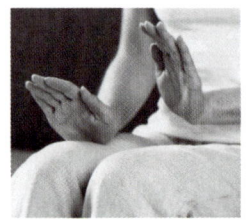

4

Mit beiden Händen wieder die Knie umfassen und die Massagesequenz von Schritt 1 und 2 wiederholen. Die Massage mit einigen tiefen Atemzügen abschließen und dann die Hände etwa 1 Minute lang auf den Knien ruhen lassen. Öffnen Sie die Augen, und lösen Sie langsam die Hände von den Knien.

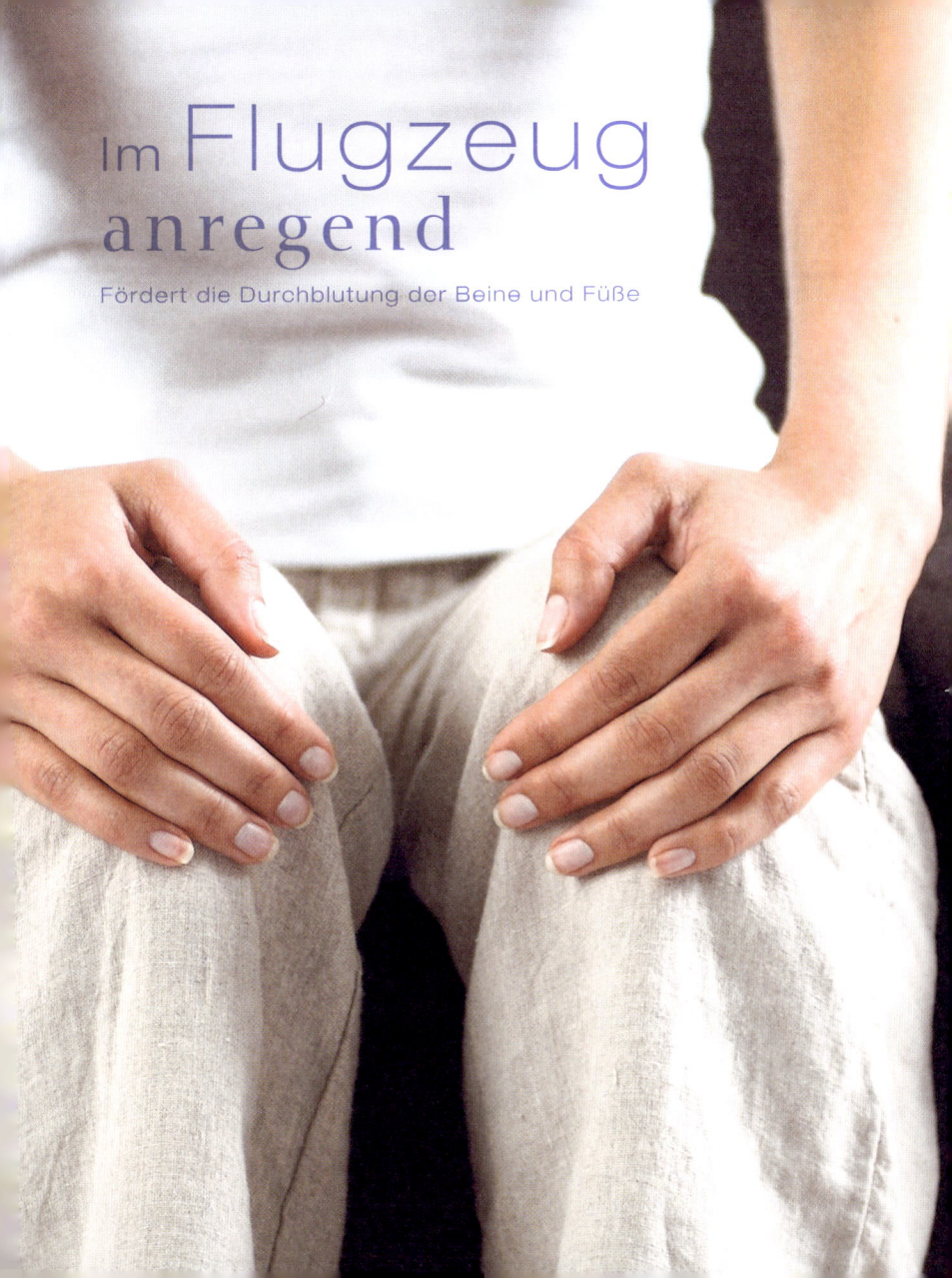

Im Flugzeug
anregend

Fördert die Durchblutung der Beine und Füße

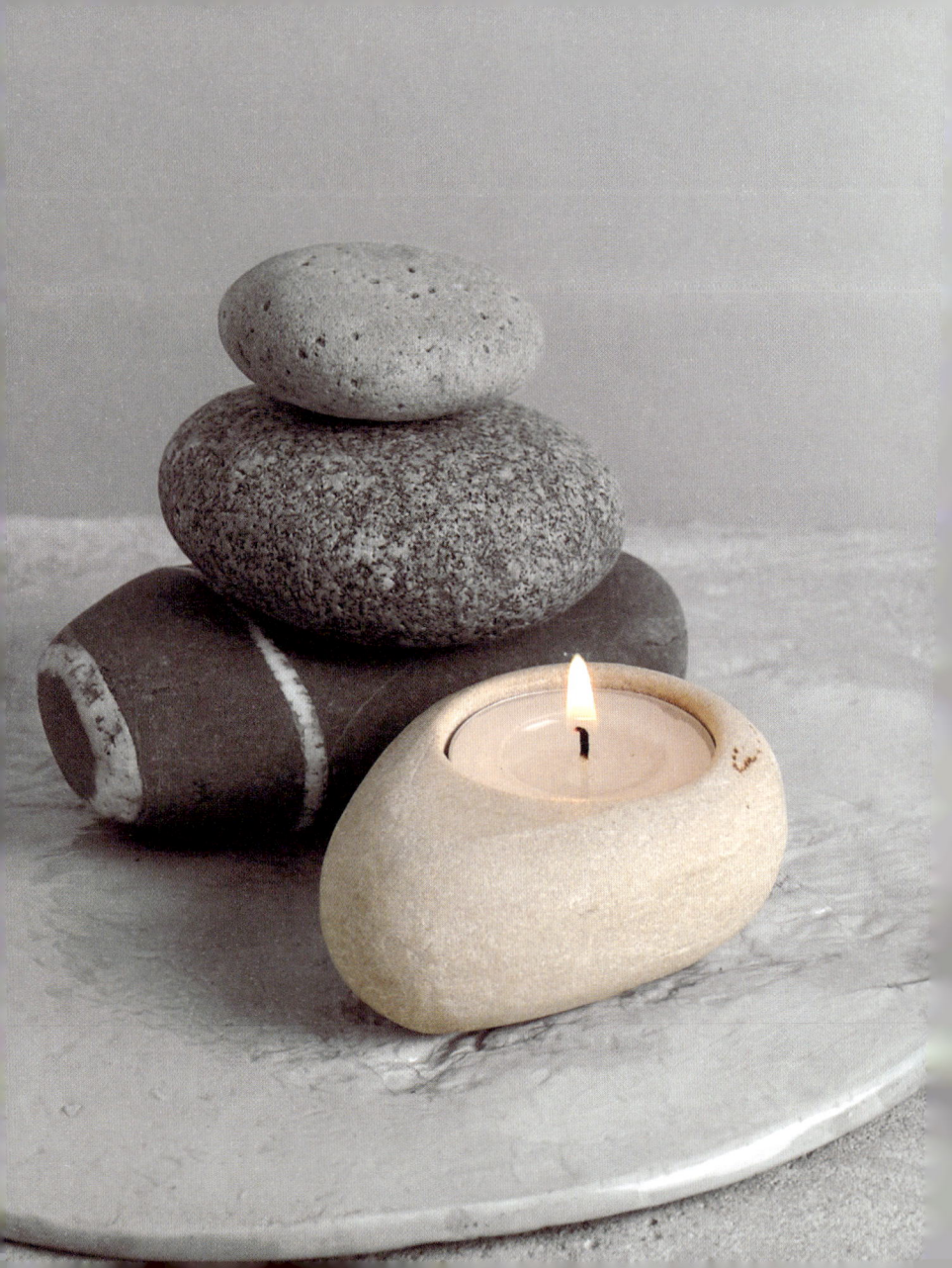

Stress-löser

Massieren Sie Ihren Stress weg! Sie können Massage einsetzen, um besser mit körperlichen und emotionalen Problemen fertig zu werden und sich schneller zu erholen. Kurze, regelmäßige Massagen helfen Ihnen, sich in wenigen Minuten zu entspannen und das ganze System zu regenerieren.

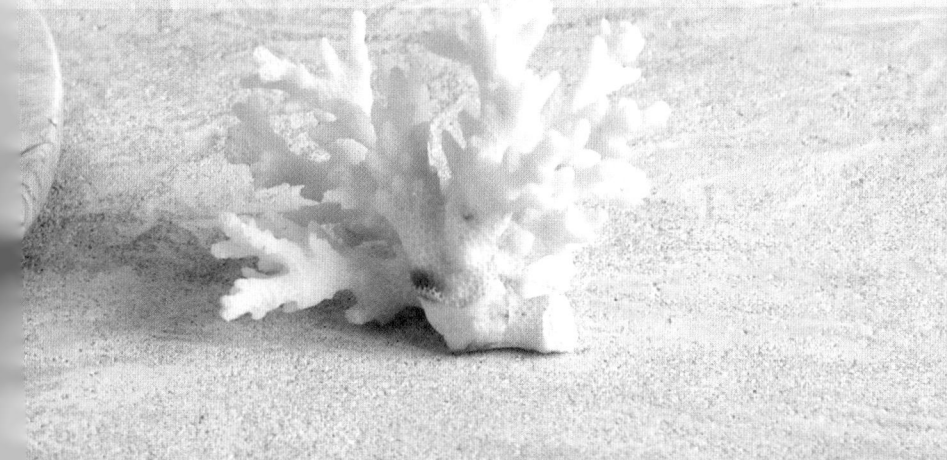

1 (*rechts*) Setzen Sie sich bequem hin, und legen Sie die Fingerkuppen beider Hände an den Haaransatz. Die kleinen Finger sollen einander berühren. Beim Ausatmen drücken Sie sanft auf den Haaransatz, halten den Druck und beschreiben 3 entgegengesetzte Kreise.

2 Platzieren Sie nun die Fingerkuppen vorne entlang des Scheitels. Die kleinen Finger sind dabei am Haaransatz. Beim Ausatmen drücken Sie die Finger sanft an die Kopfhaut und beschreiben mit den Fingern bei jedem Ausatmen 2 Kreise nach außen in unterschiedliche Richtungen.

3 Finger heben und etwas weiter hinten am Scheitel platzieren. Die kleinen Finger sollten nun den Platz einnehmen, den die Zeigefinger bei Schritt 2 hatten. Einatmen, sanft in die Kopfhaut drücken und beim Ausatmen wie zuvor 2 Kreise beschreiben und dabei den Druck beibehalten.

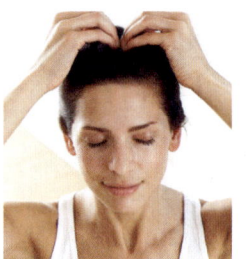

4 Finger nun an den Schädelansatz legen. Nahe der Ausbuchtung an der Basis befindet sich eine kleine Vertiefung. Drücken Sie beim Ausatmen sanft dort hinein, und halten Sie den Punkt etwa 5 Sekunden. Loslassen und nochmals wiederholen. Abschließend legen Sie die Hände ohne Druck auf den Kopf und atmen 2-mal tief durch.

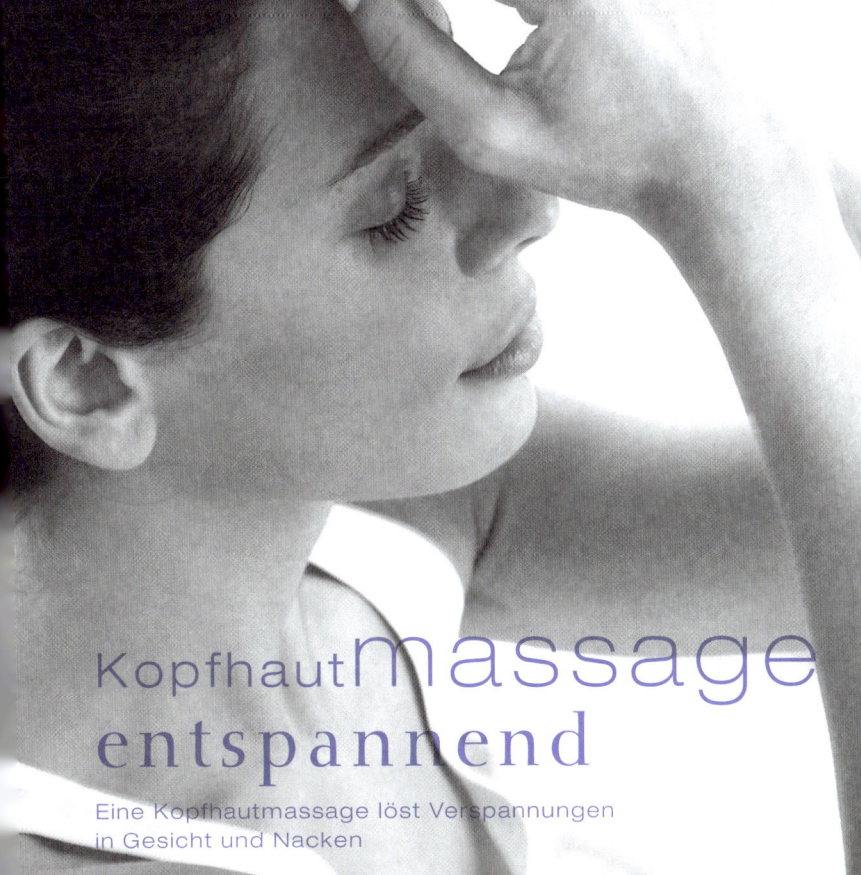

Kopfhaut massage
entspannend

Eine Kopfhautmassage löst Verspannungen
in Gesicht und Nacken

Kreuzmassage
wohltuend

Stressbedingte Kreuzverspannungen lösen

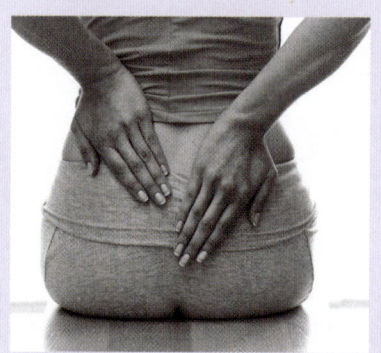 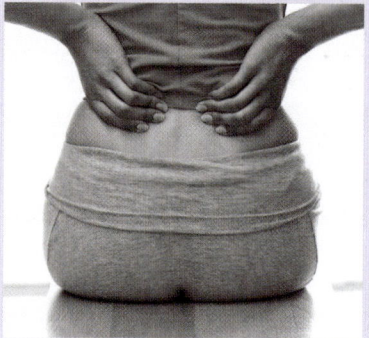

1 Bequem mit leicht geöffneten Beinen hinsetzen. Handflächen neben das Kreuzbein, doch nicht direkt auf die Wirbelsäule legen. Mit beiden Handflächen 30 Sekunden lang das Kreuzbein auf und ab reiben, um die Muskeln aufzuwärmen. Dann die Hände am Kreuzbein lassen und 3-mal ein- und ausatmen. 2-mal wiederholen.

2 Die Finger beider Hände dicht neben, doch nicht direkt auf die Wirbelsäule legen. Einatmen, sanft die Muskeln drücken und beim Ausatmen die Finger kreisen lassen. Konzentrieren Sie sich auf jede schmerzende Stelle. Etwa eine Minute lang weiter Druck ausüben und kreisen. Dabei gleichmäßig atmen.

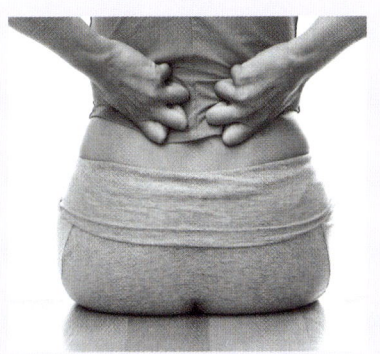 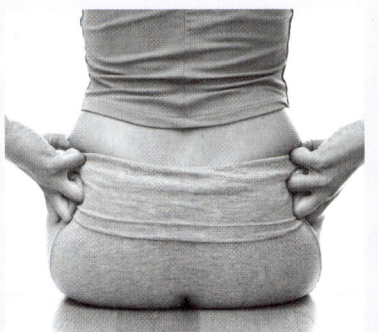

3 Um größeren Druck ausüben zu können, Fäuste bilden und mit den Knöcheln den unteren Rücken entlang rollen. Beginnen Sie beim Kreuzbein, und arbeiten Sie sich so weit wie möglich die Wirbelsäule entlang.

4 Rollen Sie mit den Knöcheln wieder zum Kreuzbein, und lassen Sie diese langsam und kräftig über die Pobacken kreisen. Mit der gleichen Bewegung dann auch die Hüftmuskulatur massieren und dort 5 Kreise beschreiben. Danach legen Sie beide Hände auf das Kreuzbein und schließen mit 3 tiefen Atemzügen ab.

61

Körper entspannung
entlastend

Mit vertiefter Atmung
körperlichen und emotionalen Druck ablassen

1 Tragen Sie bei dieser Technik bequeme Kleidung, die nicht eng um die Taille sitzt. Stehen oder hinlegen, Arme seitlich entspannt. Augen schließen und durch die Nase tief in den Bauch einatmen. Lassen Sie die Bauchmuskeln locker, und fühlen Sie den Atem, der in Ihren Körper strömt. Dann durch den Mund ausatmen.

2 (*gegenüber*) Legen Sie eine Hand auf den Bauch und die andere dicht darüber. Das hilft Ihnen, den Atem direkt dorthin zu lenken. Atmen Sie weiter mit geschlossenen Augen, und spüren Sie, wie sich der Bauch rhythmisch bei jedem Einatmen hebt und beim Ausatmen senkt..

3 Arme wieder seitlich neben den Körper legen und dann erneut durch die Nase einatmen. Atmen Sie normal aus, und pausieren Sie am Ende des Ausatmens etwa 1 bis 2 Sekunden, bevor Sie wieder einatmen.

4 Halten Sie den Atem so lang es Ihnen angenehm ist an, und wiederholen Sie den Vorgang. Am Anfang könnte die Pause sehr kurz sein, da Sie eventuell befürchten, dass sich Ihr Körper nicht mit Atem füllt. Akzeptieren Sie dieses Gefühl, erforschen Sie die Pause und entspannen Sie sich dabei immer mehr.

63

Augenentspannung
erfrischend

Eine rasche Entspannung der Augen gibt neue Lichtblicke

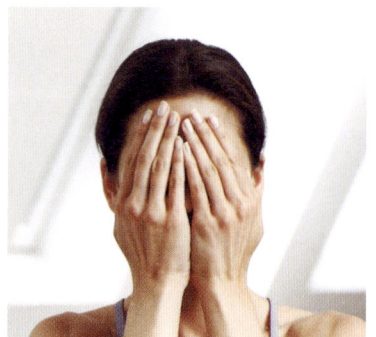 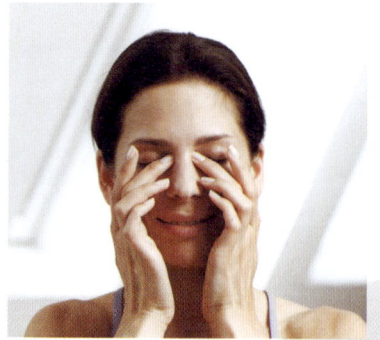

1 Bequem hinsetzen, Augen schließen, Nacken und Schultern entspannt. Alternativ dazu legen Sie sich
hin, mit einem Kissen unter Kopf und
Knie, um die Durchblutung der Beine
zu fördern. Finger über die Augen legen.
Tief atmen. Stellen Sie sich bei jedem
Ausatmen vor, den Atem in die Arme,
Hände und Augen strömen zu lassen.

2 Hände öffnen und die Mittelfinger jeweils in den Augenwinkel
legen. Beim Ausatmen mit den Fingerkuppen sanften Druck geben und etwa
5 Sekunden halten. Druck lösen und
dann wiederholen. Setzen Sie den Vorgang unter den Augen fort – Druck, 5
Sekunden halten, lösen –, bis Sie außen
angelangt sind.

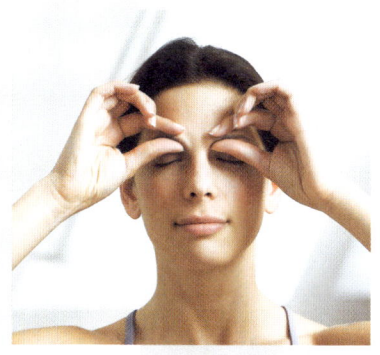

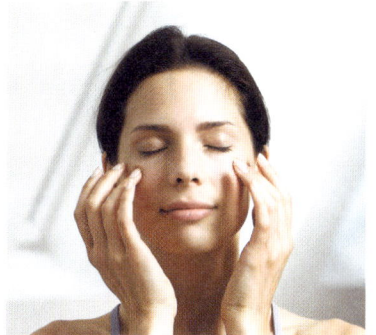

3 Augenbrauen über dem inneren Augenwinkel mit Zeigefinger und Daumen zusammendrücken und den Druck 5 Sekunden halten, dann lösen. In dieser Art die Augenbrauen vom Nasenbein bis zu den Schläfen massieren: Druck geben, halten, bis 5 zählen und loslassen. Wiederholen.

4 Mit den Fingerkuppen sanft auf die Augenlider klopfen. Die Bewegung sollte etwa 30 Sekunden leicht und rhythmisch ausgeführt werden. Danach legen Sie die Handflächen über die Augen und atmen 3-mal tief. Dann öffnen Sie langsam die Augen.

65

1 (*rechts*) Zeige-, Mittel- und Ringfinger jeweils links und rechts auf den Kiefer legen. Um sicherzugehen, dass Sie den Kiefermuskel erwischen, Zähne zusammenbeißen. Sie sollten spüren, wie sich der Muskel unter den Fingern bewegt. Das zeigt die richtige Position an. Augen schließen.

2 Einatmen und beim Ausatmen die Finger in den Muskel ganz oben unter den Backenknochen nahe des Ohrläppchens drücken. Dort mit dem Mittel- und Ringfinger Druck geben und 5 langsame Kreise beschreiben. Gleichmäßig atmen und den Muskel in dieser Art von oben nach unten bis zum unteren Kieferansatz massieren. Dann wieder hinauf zum Backenknochen kreisen. Die Sequenz 3-mal wiederholen. Ruhig atmen.

3 Daumen an das Kiefergelenk legen und Kopf mit den Händen stützen. Tief einatmen, Mund leicht öffnen. Beim Ausatmen Daumen allmählich in den Kiefer pressen und den Druck halten. Langsam lösen. 3-mal wiederholen. Spüren Sie, wie sich der Kiefer dabei entspannt.

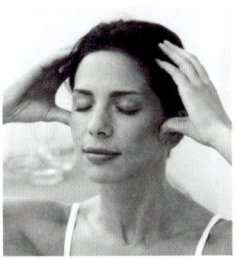

4 Daumen etwas darunter platzieren und wie in Schritt 2 den ganzen Kiefermuskel von oben bis unten bearbeiten. Dieses Mal nur Druck geben und 5 Sekunden an jeder Stelle halten. Am Schluss die Finger auf die Kiefermuskeln legen, 3-mal tief durchatmen.

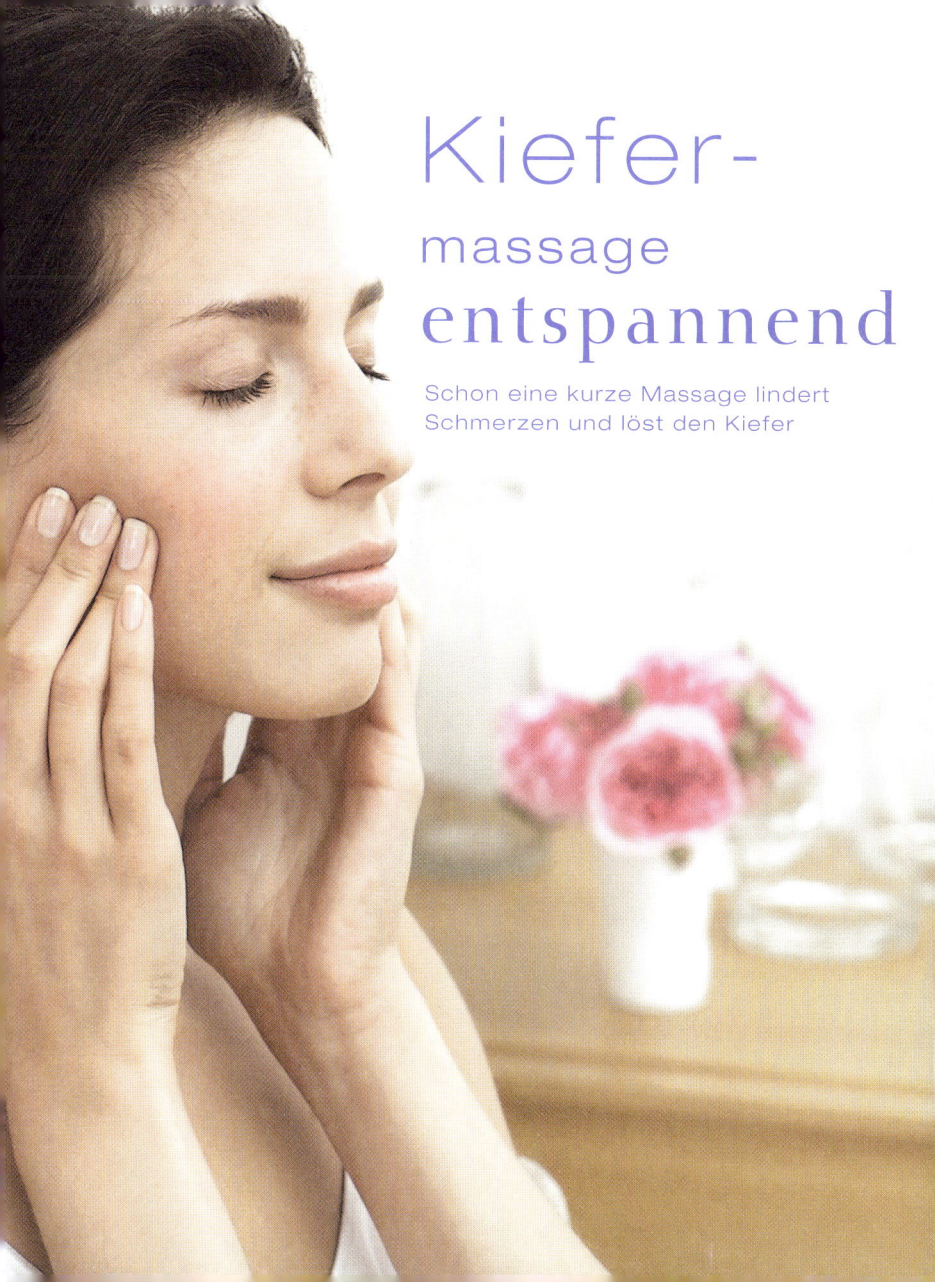

Kiefer-
massage
entspannend

Schon eine kurze Massage lindert
Schmerzen und löst den Kiefer

FuSSmassage entlastend

Stress durch Stimulation der Fußreflexzonen abbauen

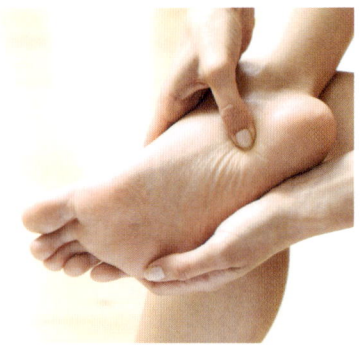 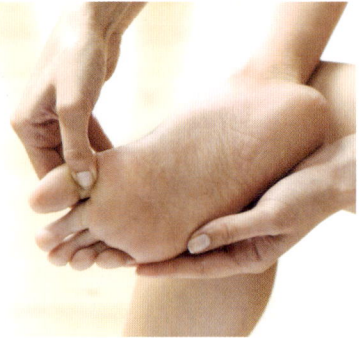

1 Bequem hinsetzen und rechten Fuß auf das linke Knie legen. Die Ferse mit der linken Hand stützen und den rechten Daumen in das Fußgewölbe drücken. Das Längsgewölbe des Fußes entspricht in der Reflexzonenmassage der Wirbelsäule, die als Erstes von Stress betroffen ist. Massieren Sie das gesamte Gewölbe mit kleinen, festen Kreisen.

2 Konzentrieren Sie sich auf den Bereich unter dem großen Zehenballen, der dem Magen entspricht. Den Fuß mit der linken Hand stützen. Den rechten Daumen auf den Ballen drücken und 5 tiefe, langsame Kreise ziehen.

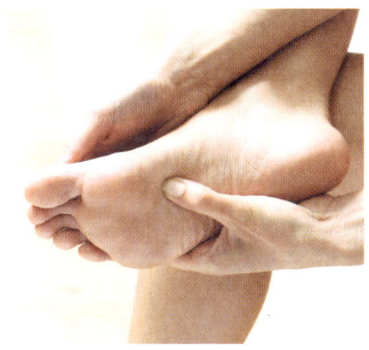 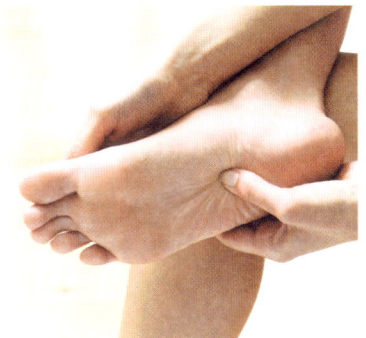

3 Den Daumen zur Mitte der Fußsohle gleiten lassen, wo eine kleine Zone den Nieren und Nebennieren entspricht. Üben Sie mit dem Daumen Druck aus, und beschreiben Sie mit der Daumenkuppe 5 kleine, tiefe Kreise, während der Fuß von der linken Hand gestützt bleibt.

4 Schritt 1–3 am großen Bereich zwischen der Mitte der Fußsohle und der Ferse, der dem Darm entspricht, wiederholen. Eine empfindliche Stelle zeigt an, dass das mit der Zone verbundene Organ belastet ist. Konzentrieren Sie sich auf diese Zonen, atmen Sie tief und stellen Sie sich vor, die Spannung auszuatmen. Seite wechseln.

69

1 (*rechts*) Den Hals leicht nach vorn neigen und die Mittelfinger jeweils links und rechts in die Vertiefungen neben die Halswirbel unter den Schädelansatz legen. Keinen Druck ausüben, einfach tief atmen und die Verbindung zwischen Fingern und Nacken spüren

2 Beim Ausatmen allmählich leicht mit den Mittelfingern in die Vertiefung (an beiden Seiten der Halswirbel) Druck anwenden. Beim Drücken gleichzeitig den Hals aufrichten, da Sie so eine tiefere Muskelschicht erreichen.

3 Druck beibehalten, mit den Mittelfingern 5 Kreise beschreiben und langsam und gleichmäßig atmen. Den Druck allmählich lösen, Finger etwas weiter voneinander entfernen und erneut Druck anwenden. 5 langsame, präzise Kreise ziehen.

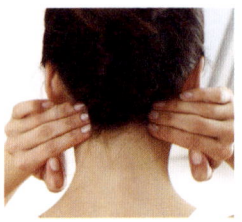

4 Finger am Schädelansatz seitwärts auf einen neue Stelle dicht unter dem Schädelknochen legen und dort in die Muskeln drücken. 5 langsame, präzise Kreise beschreiben. Allmählich Griff lösen und die Finger an eine neue Stelle beim Schädelknochen legen. Versuchen Sie, 5-mal die Position zu verändern, bis Sie beim Rand des Knochens, direkt hinter den Ohren, ankommen. Sie sollten jedes Mal mehr Druck anwenden können, da die Nackenmuskeln sich entspannen. Dann 3-mal tief atmen.

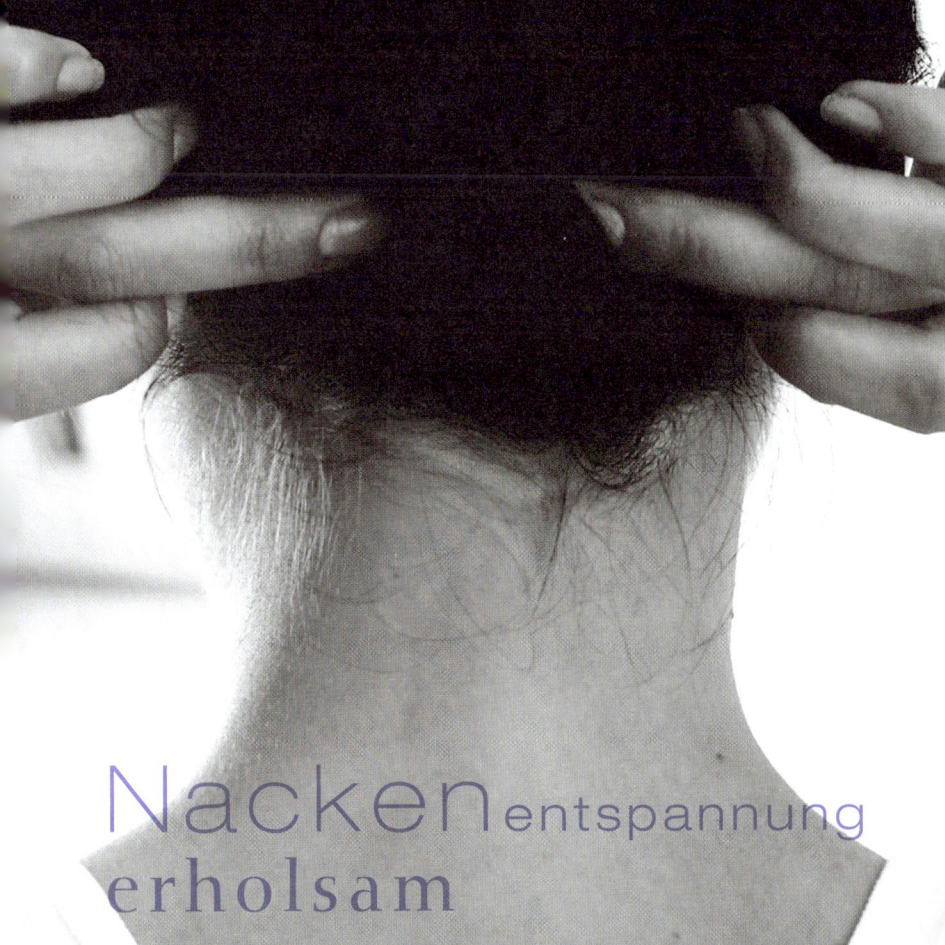

Nacken entspannung
erholsam

Tagsüber frische Kraft tanken

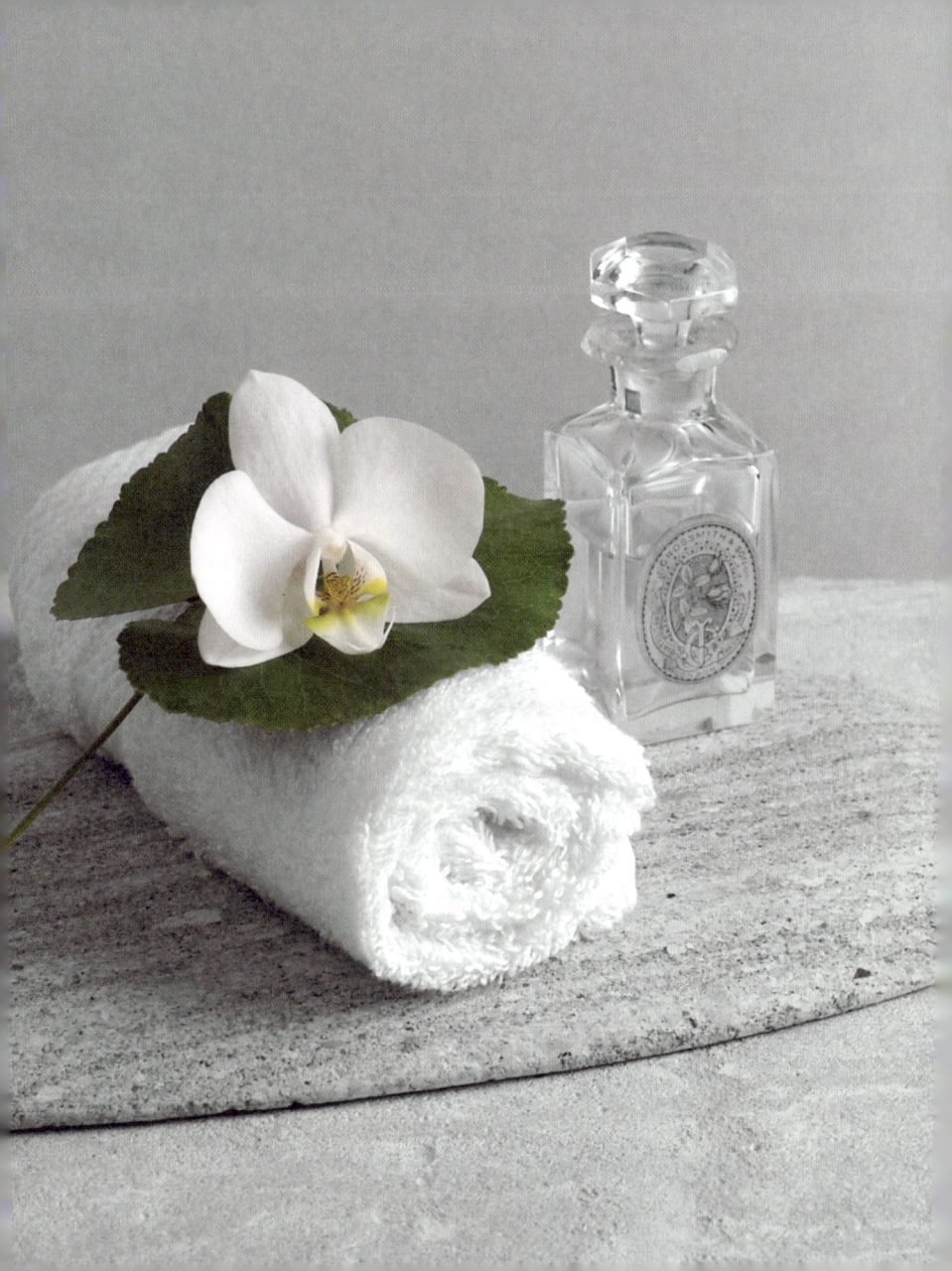

Stimmungs-aufheller

Glückliche Menschen und solche mit einer positiven Lebenseinstellung sind tendenziell gesünder als Negativdenker. Sie werden bald bemerken, wie eine einfache Selbstmassage Ihre Stimmung im Nu verändern, den Alterungsprozess verzögern und Freude und Vitalität in Ihr Leben bringen kann.

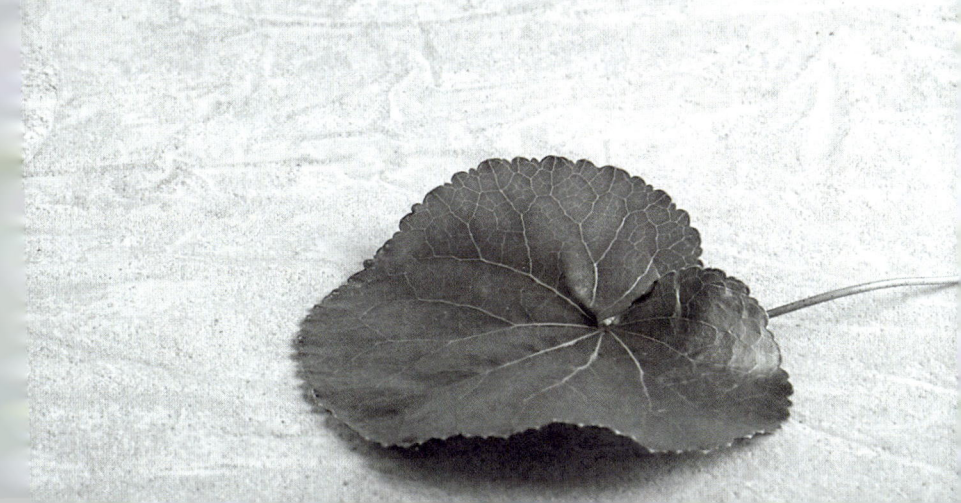

Brustkorb massage
aufmunternd

Eine Technik zur Linderung von Enttäuschungen

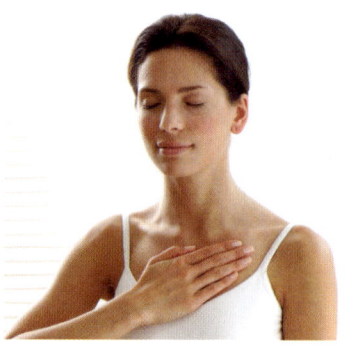

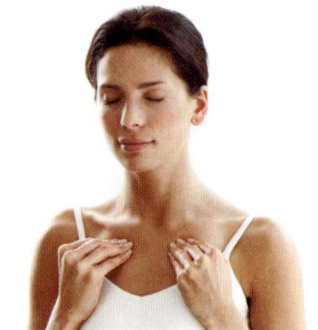

1 Hinsetzen und Schultern und Nacken entspannen. Die rechte Handfläche auf den oberen linken Brustkorb legen. Langsam und sanft quer über den Brustkorb streichen und über die rechte Schulter ausstreichen. Linke Handfläche auf den rechten oberen Brustkorb legen und über die linke Schulter ausstreichen. Das Ganze 5-mal ausführen.

2 Finger auf das Schlüsselbein legen und damit von der Mitte ausgehend 5 kräftige, langsame Kreise beschreiben. Dann weiterrücken. Mit den Fingern Druck ausüben und weitere 5 Kreise beschreiben. Wieder zu einer neuen Stelle entlang des Schlüsselbeins rücken und den Vorgang bis zur Schulterkante wiederholen.

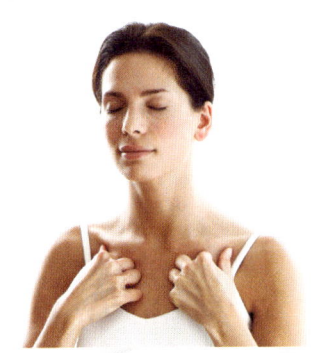
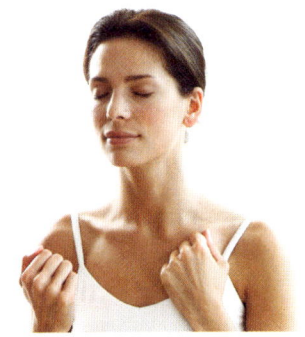

3 Lose Fäuste bilden und sanft auf die Mitte des Brustkorbs legen. Mit beiden Daumen fest hineindrücken. Massieren Sie die Stellen zwischen den Rippen, indem Sie mit den Knöcheln kreisen und mit den Daumen ständig Druck anwenden. Massieren Sie so den ganzen Brustkorb, und atmen Sie dabei gleichmäßig.

4 Fäuste sanft auf dem Brustkorb ruhen lassen. Ausatmen und rhythmisch und mit wenig Druck auf die Brust trommeln. Langsam beginnen und allmählich das Tempo steigern. Beim Einatmen aufhören und beim Ausatmen immer trommeln. 3-mal wiederholen. Abschließend Hände flach auf die Brust legen und 2-mal tief durchatmen.

Fuß**belebung**
anregend

Eine rasche Belebung,
da die Füße mit allen Organen verbunden sind

1 Setzen Sie sich auf einen Stuhl, mit dem rechten Fuß auf dem linken Knie. Alternativ dazu können Sie sich mit überkreuzten Beinen auf den Boden setzen. Falls Sie dabei den rechten Fuß nicht über das linke Knie bekommen, legen Sie ihn vor dem Knie auf den Boden. Der Rücken soll aufrecht und locker sein.

2 Legen Sie die Zehen des rechten Fußes zwischen beide Handflächen. Reiben Sie die Zehen, indem Sie die Handflächen schnell und rhythmisch auf und ab bewegen. Das Reiben etwa 30 Sekunden oder länger fortsetzen, bis Sie merken, wie der obere Teil des Fußes warm wird.

3 (*links*) Nun zum mittleren Teil des Fußes übergehen. Die Mitte der Sohle und den Rist sanft zwischen die beiden Handflächen klemmen und kräftig reiben. Sie können das Tempo variieren und allmählich schneller und langsamer werden. 30 Sekunden fortsetzen, bis Sie spüren, wie sich vom Fuß bis zum Unterschenkel Wärme ausbreitet.

4 Den rechten Fußknöchel mit der linken Hand stützen. Linke Handfläche längs an die rechte Fußsohle legen und damit kräftig über die gesamte Sohle von der Ferse bis zu den Zehen reiben. 30 Sekunden fortsetzen. Danach Füße wechseln und Schritt 1–4 am linken Fuß wiederholen.

1 Hinsetzen oder hinlegen. Legen Sie die Hände auf das Gesicht, ohne die Schultern zu heben. Diese sollten die ganze Zeit entspannt bleiben. Finger auf die Stirn legen. Allmählich damit ins Gewebe drücken und die ganze Stirn mit kreisförmigen Bewegungen massieren. Es ist wichtig, die Haut nicht unnötig zu verschieben und zu dehnen, sondern primär das Gewebe darunter zu massieren.

2 (*rechts*) Finger 30 Sekunden kreisen lassen, dann zu den Wangen übergehen. Finger in die Backenknochen drücken und kreisen lassen, ohne die Haut zu dehnen. 30 Sekunden kreisen, dann zum Kiefer übergehen. In das Kiefergelenk drücken und weitere 5 Kreise ziehen.

3 Beide Handflächen auf das Gesicht legen und locker mit leichten Strichen von der Wangenlinie zur Stirn streichen. Mit leichten rhythmischen Strichen lässt sich rasch eine aufmunternde Wirkung erzielen.

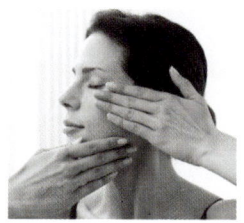

4 Klopfen Sie mit den Fingerkuppen sanft das Gesicht ab. Beginnen Sie bei der Stirn, dann trommeln Sie sanft um die Augen und dann etwas kräftiger auf Wangen und Kiefer. Beginnen Sie langsam und behutsam, und steigern Sie das Tempo allmählich. Die Massage sollte sich so leicht wie Regentropfen anfühlen.

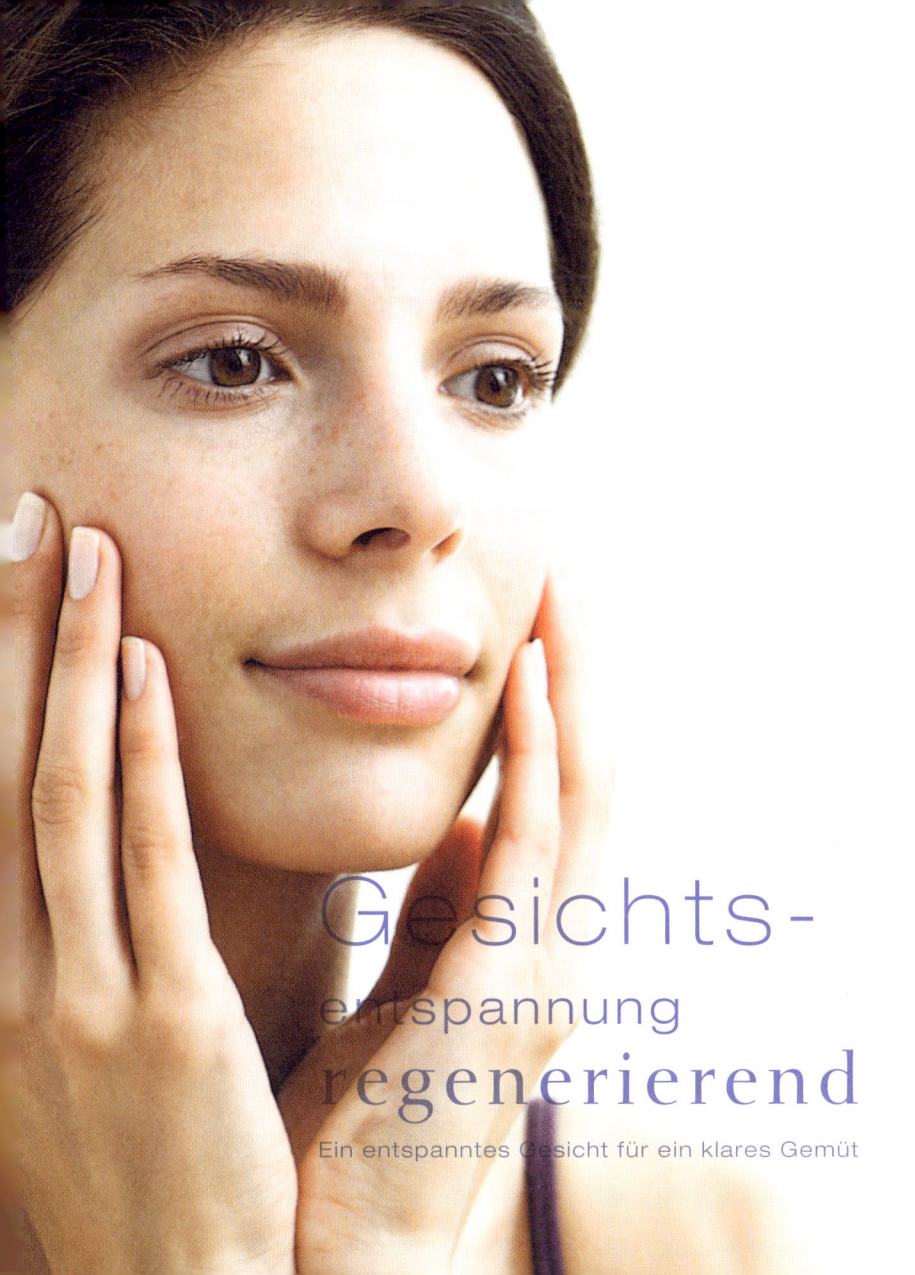

Gesichts-
entspannung
regenerierend

Ein entspanntes Gesicht für ein klares Gemüt

Bauchmassage
ausgleichend

Die richtige Massage für Ruhe und Gelassenheit

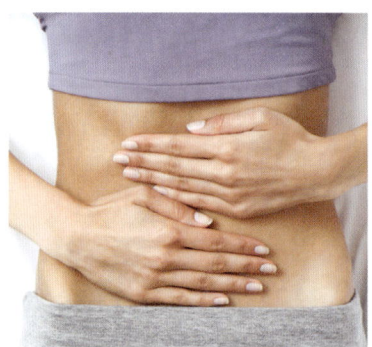 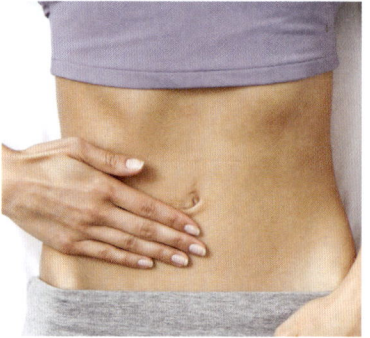

1 Um maximale Entspannung zu erreichen, führen Sie die Massage auf nackter Haut mit Massageöl aus. Legen Sie sich hin, die Hände auf den Bauch. Tief atmen. Fühlen Sie, wie sich der Bauch beim Ein- und Ausatmen hebt und senkt. Nehmen Sie die Wirkung auf Ihre Stimmung wahr – Sie sollten sich ruhiger und entspannter fühlen.

2 Streichen Sie fließend und gleichmäßig im Uhrzeigersinn mit einer Hand nach der anderen über den Bauch. Behalten Sie einen steten Bewegungsfluss bei.

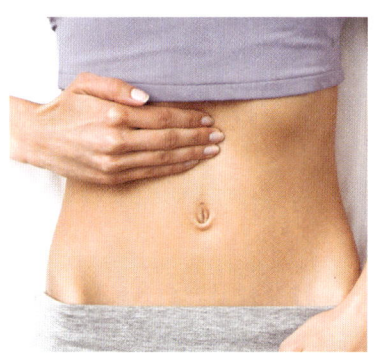

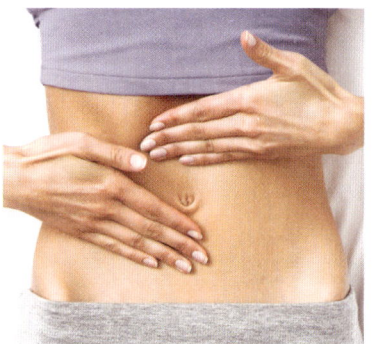

3 Beschreiben Sie mit den Fingern der rechten Hand kleine Kreise um den gesamten Bauch. Folgen Sie dabei im Uhrzeigersinn seiner Kontur. Die Kreise sollten mit dem Atmen verbunden sein. Sie können auch die linke Hand auf die rechte legen, um den Druck zu verstärken und eine tiefere Muskelschicht zu erreichen.

4 Legen Sie beide Hände flach auf den Unterbauch, und streichen Sie damit abwechselnd die Mitte entlang nach oben. Während die eine Hand zur Brust hin ausstreicht, beginnt die andere Hand in einer rhythmischen, fließenden Bewegung unter dem Nabel hochzustreichen. Schließen Sie das Ganze mit einer Wiederholung von Schritt 1 ab.

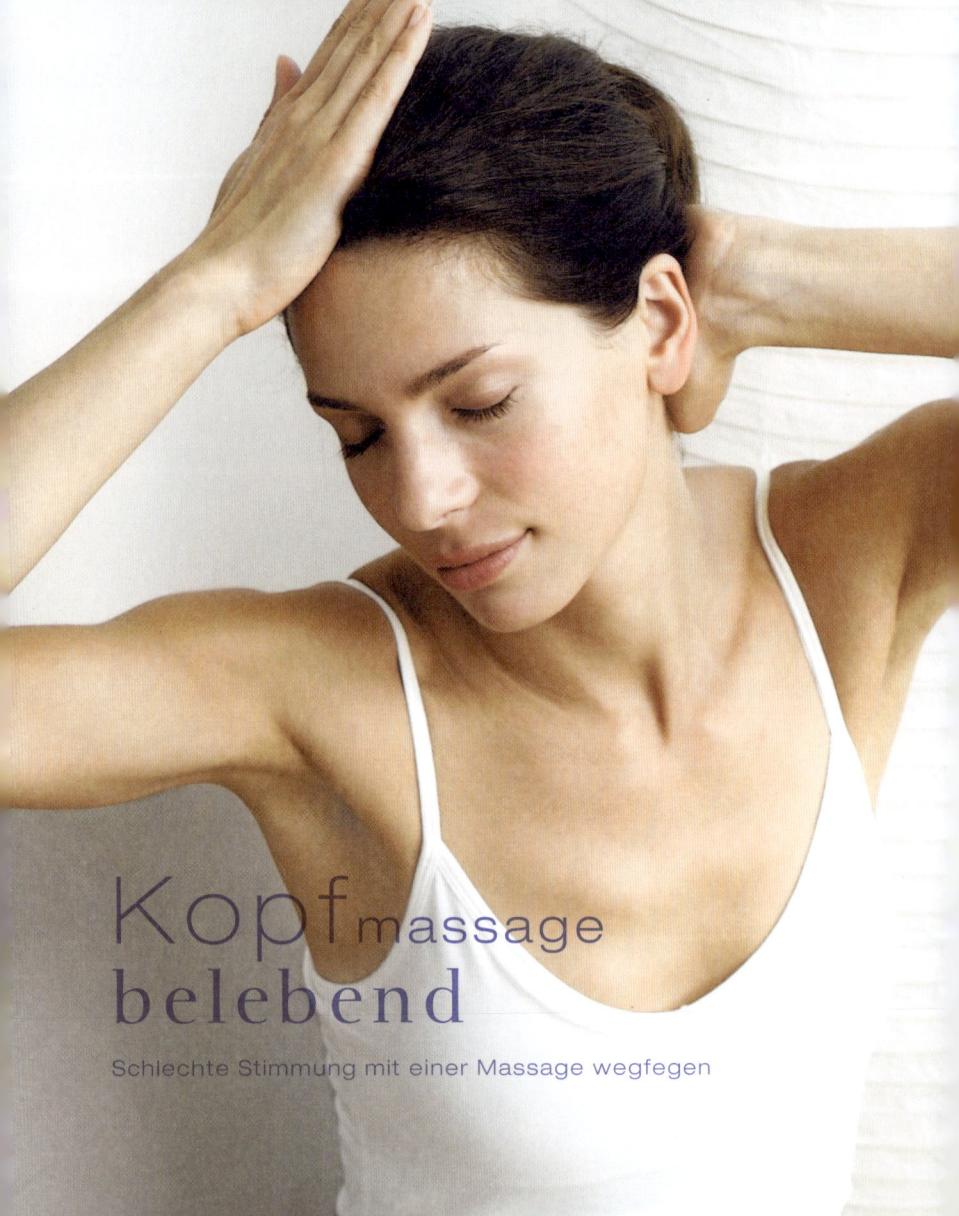

Kopfmassage
belebend

Schlechte Stimmung mit einer Massage wegfegen

1 Hinsetzen und Füße auf den Boden stellen. Tief atmen und spüren, wie die Energie ausgehend von den Füßen bis zu den Händen wandert. Hände mit nach oben weisenden Fingern seitlich an den Kopf legen. Beim Ausatmen Hände langsam zueinander drücken. Halten, bis 3 zählen und langsam lösen. 3-mal wiederholen.

2 Mit leicht gekrümmten Fingern die ganze Kopfhaut kreisend massieren. Halten Sie die Finger fest an der Stelle, um die Haut gegen den Knochen zu bewegen. Sie sollten kein Geräusch von Haaren hören, die gegen die Kopfhaut reiben. Machen Sie jede Kreisbewegung dynamisch und belebend.

3 Stützen Sie den Kopf mit der linken Hand, und reiben Sie mit den flachen Fingern der rechten Hand leicht und energisch die Kopfhaut. Reiben Sie auf und ab, kreuz und quer, und achten Sie darauf, den gesamten Kopf abzudecken.

4 (*gegenüber*) Reiben Sie weiterhin auf und ab, jedoch diesmal mit beiden Handflächen gleichzeitig. Beginnen Sie beim vorderen und enden Sie beim hinteren Haaransatz. Behalten Sie durchwegs das Tempo und die Dynamik der Bewegung bei.

Nacken wärmer erholsam

Verspannungen im Nacken lösen und Kommunikation erleichtern

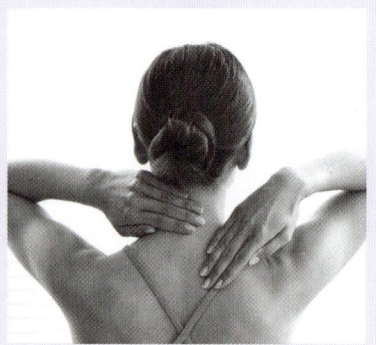 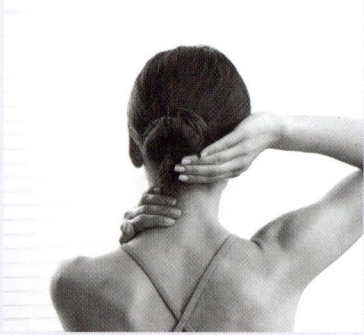

1 Stehen oder sitzen. Schultern entspannen. Streichen Sie abwechselnd mit den Händen vom Hinterkopf über den Nacken über die Rückseite der Schultern hinab. Sobald eine Hand die Schulter erreicht, beginnt die andere am Hinterkopf. Halten Sie diesen Fluss aufrecht, bis sich die Muskeln spürbar erwärmen.

2 Die linke Hand als Stütze links an den Hals legen und den Kopf leicht beugen. Die rechte Kante der Handfläche an den Schädelansatz legen und leicht, aber energisch auf und ab reiben. So den ganzen Schädelansatz von der Mitte bis zu den Ohren massieren und dabei einen konstanten Rhythmus beibehalten.

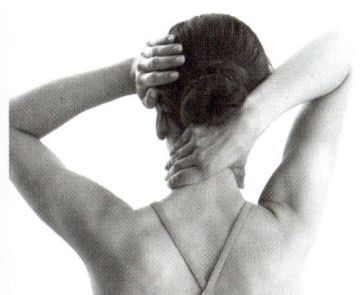
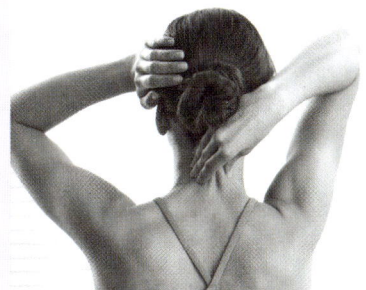

3 Den Kopf mit der linken Hand stützen und Daumen und Finger der rechten Hand um den Nacken schlingen. Den Nacken zwischen Daumen und Fingern zusammendrücken. Beginnen Sie beim hinteren Haaransatz, und arbeiten Sie sich den Halsansatz hinunter. 3-mal wiederholen.

4 Beim Halsansatz nehmen Sie das Fleisch zwischen Daumen und Finger und ziehen es zurück. Dann gleiten Sie zur Mitte des Halses, umfassen wieder das Fleisch und ziehen es zurück. Das Gleiche am Schädelansatz ausführen. Hände tauschen und Schritt 3 und 4 wiederholen. Kopf rechts abstützen und mit der linken Hand massieren.

1 (*rechts*) Bequem mit entspanntem Nacken und leicht gebeugtem Kopf hinsetzen. Die Mittelfinger jeweils unter die Backenknochen neben die Nase legen. Dort befinden sich Shiatsu-Punkte, die mit den Nebenhöhlen verbunden sind.

2 Beim Ausatmen allmählich Druck anwenden. Sie können relativ stark drücken, solange es angenehm ist. Halten und beim Einatmen bis 5 zählen. Beim Ausatmen langsam den Druck lösen. Die Sequenz 3-mal wiederholen. Dann die Finger etwas weiter außen an den Backenknochen legen und wieder Druck geben. Die Sequenz an mehreren Stellen entlang des Backenknochens bis zum Ohr wiederholen.

3 Nun den Shiatsu-Punkt gegen Kopfschmerz finden (nicht bei Schwangerschaft!): Er liegt zwischen Daumen und Zeigefinger. Orten Sie den Punkt in der Handfläche, Sie werden ihn spüren. Rechten Daumen mehrmals in die linke Handfläche drücken, halten, bis 5 zählen.

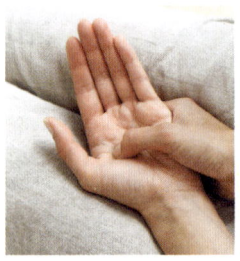

4 Hände wechseln und Schritt 3 wiederholen: Linken Daumen in die rechte Handfläche drücken, dann die Nasen- und Hand-Akupressur-Sequenzen (Schritt 1–2 und Schritt 3) noch einmal wiederholen. Am Ende beide Hände auf das Gesicht legen und 3-mal tief atmen.

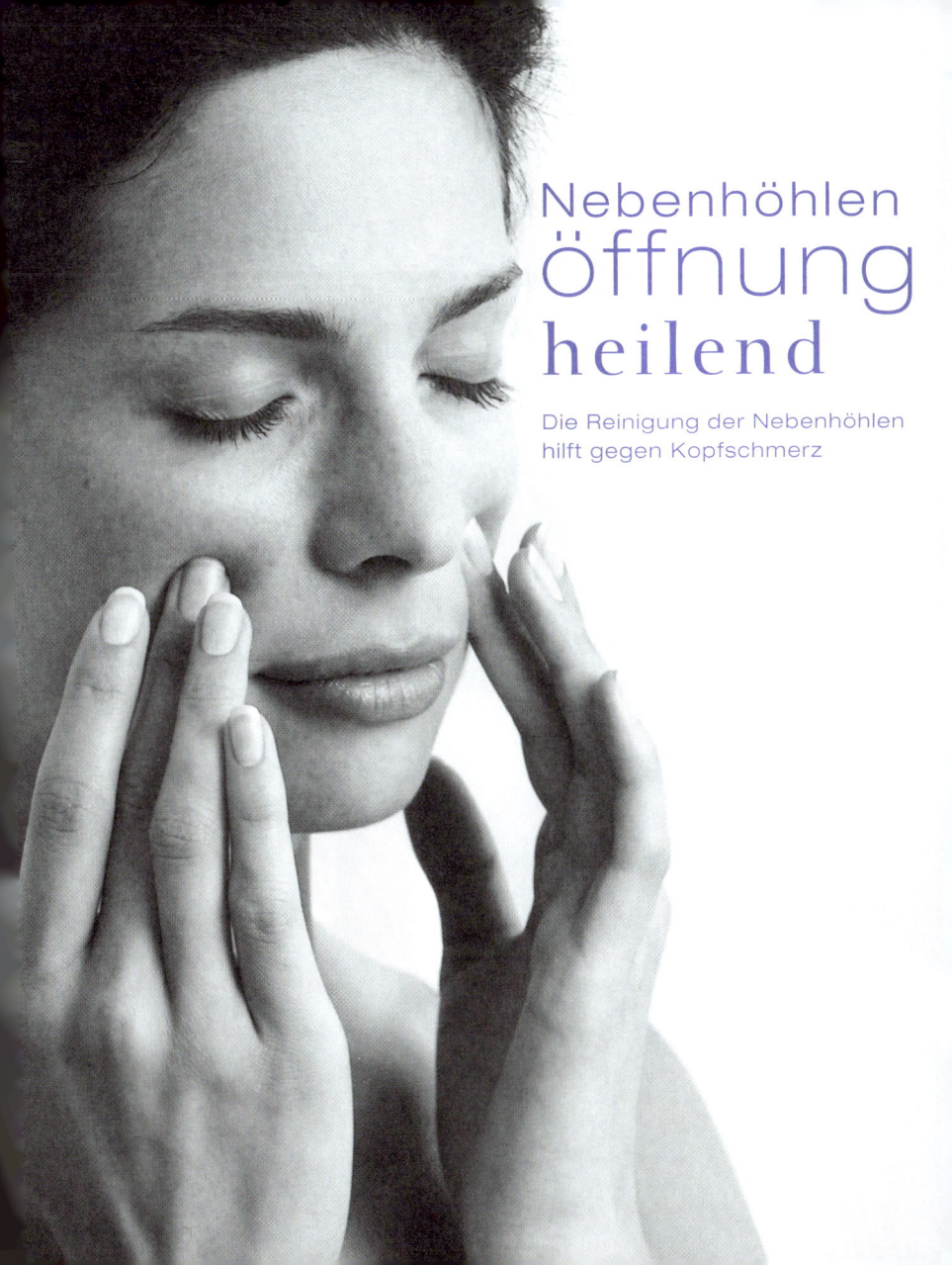

Nebenhöhlen
öffnung
heilend

Die Reinigung der Nebenhöhlen
hilft gegen Kopfschmerz

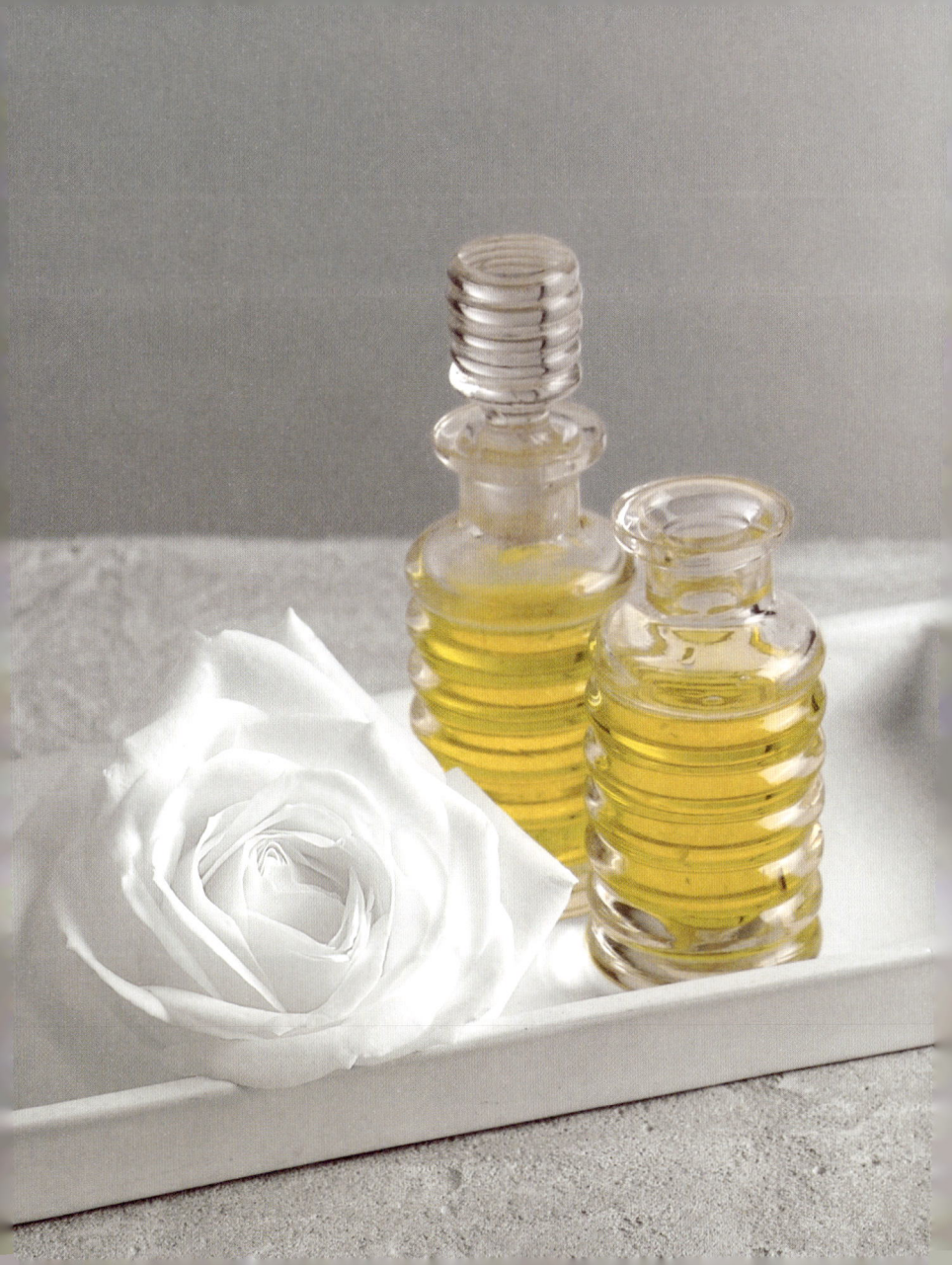

Energie-spender

Massage ist das beste Aufputschmittel! Wenn Sie spüren, dass Ihr Energieniveau abfällt, investieren Sie lieber in eine dieser Techniken, statt nach Kaffee oder Schokolade zu greifen. Sie regen damit den Kreislauf an, tonen die Muskeln und kurbeln Ihre Energie sofort an, damit Sie der Welt wieder gefasst ins Auge blicken können.

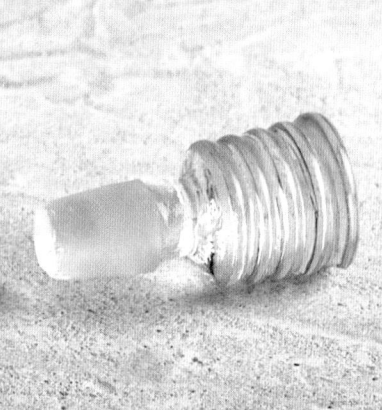

1 Aufrecht hinsetzen. Umarmen Sie sich mit weit gespreizten Fingern. Hände möglichst weit oben an die Arme legen. Nun Hände fest in die Oberarmmuskeln drücken. Ausatmen und die Muskeln dabei mit den Fingern und den unteren Handkanten kneten und langsam massieren.

2 Hände bis knapp über den Ellbogen gleiten lassen und diese Stelle umfassen. Beim Ausatmen die Muskeln zusammendrücken und langsam kneten. Massieren Sie den äußeren Arm mit den Fingern und den inneren mit den Daumen. 3-mal Schritt 1 und 2 wiederholen und jedes Mal Ihre Arme in beiden Positionen massieren.

3 Umarmen Sie sich selbst, und strecken Sie die Hände dabei so weit wie möglich über den Rücken. Beim Ausatmen sanft die Schulterblätter hinausdrücken, ohne sie zu heben. Gleichzeitig Kopf langsam beugen und die Wirbelsäule und den Bereich zwischen den Schulterblättern dehnen. Bis 5 zählen, dann lösen.

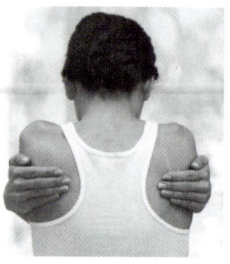

4 (rechts) Arme hinter den Rücken strecken und das rechte Handgelenk mit der linken Hand umfassen. Ausatmen, langsam die Schulter zurückrollen und Brustkorb und Schlüsselbein öffnen. Versuchen Sie, dass die Schulterblätter einander berühren. 5 Sekunden lang halten, dann lösen.

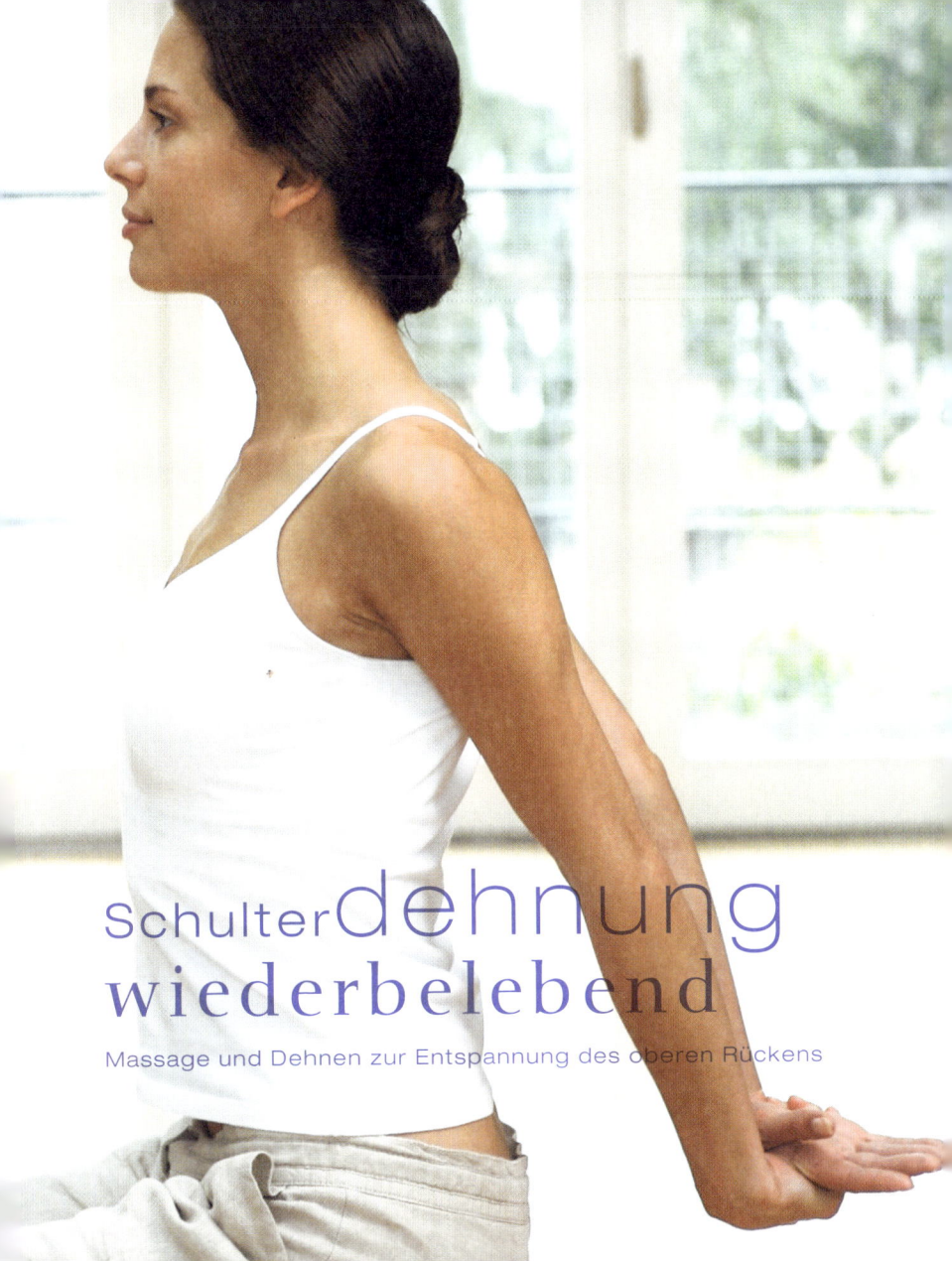

schulterdehnung
wiederbelebend

Massage und Dehnen zur Entspannung des oberen Rückens

Gesichtsmassage
aufmunternd

Mit Akupressur den Energiefluss des Körpers anregen

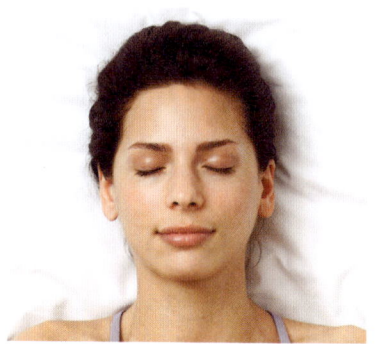
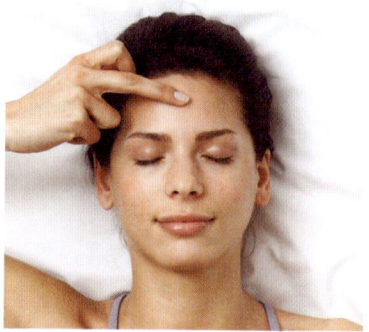

1 Legen Sie sich auf den Rücken, mit einem kleinen Kissen unter Kopf und Knie. Eine Weile mit geschlossenen Augen und Armen an den Seiten ruhen. Tief atmen. Stellen Sie sich vor, mit jedem Atemzug Ihren Körper und Geist tiefer zu entspannen.

2 Rechten Mittelfinger unter den Haaransatz in die Mitte der Stirn legen. Beim Ausatmen mit der Fingerkuppe Druck geben. Beim nächsten Ausatmen 5 kleine Kreise in eine Richtung ziehen. Pausieren, einatmen und beim Ausatmen 5 Kreise in die andere Richtung ziehen. Finger etwas weiter nach unten legen und wiederholen.

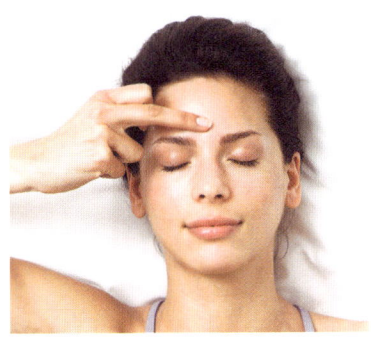
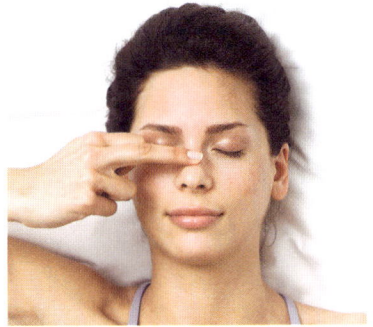

3 Der nächste Punkt liegt knapp unter der Mitte der Stirn. Beim Einatmen Druck anwenden und beim Ausatmen 5 Kreise in eine Richtung beschreiben. Einatmen und drücken, Ausatmen und 5 Kreise in die andere Richtung. Zum nächsten Punkt zwischen den Augenbrauen gleiten, allmählich Druck geben und Sequenz wiederholen.

4 Die letzten zwei Punkte liegen auf der Nase. Bei der Vertiefung in der Mitte des Nasenrückens beginnen und dort die Sequenz wiederholen. Dann die Sequenz auf der Nasenspitze, dem letzten Punkt, anwenden. Keine Sorge, falls Sie den Punkt nicht gleich finden. Mit ein wenig Übung spüren Ihre Finger den Energiefluss.

1

Aufrecht hinsetzen oder hinstellen. Beide Hände an den Halsansatz legen, wo er in die Schultern mündet. Noch keinen Druck anwenden. Einfach halten, dabei 3-mal tief durchatmen und die Verbindung zwischen den Händen und dem Halsansatz bewusst spüren.

2

(*rechts*) Den Kopf nach hinten neigen und dabei die Muskeln seitlich des Halsansatzes zwischen Fingern und Daumen zusammendrücken. Der Umfang der Muskeln, die sich umfassen lassen, hängt vom Verspannungsgrad von Nacken und Schultern ab. Falls sich keine Muskeln fassen lassen, drücken Sie die Hände möglichst fest in die Muskeln.

3

Beim Ausatmen den Kopf sanft nach vorn rollen lassen und die Muskeln noch immer drücken. Sie sollten eine angenehme Dehnung zwischen Schultern und dem Halsansatz spüren. Kopf möglichst weit sanft vorneigen und Muskeln drücken. Halten, bis 10 zählen und loslassen.

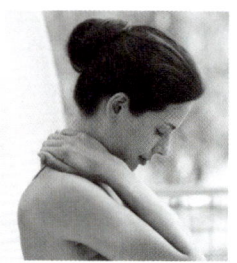

4

Nun Kopf langsam wieder aufrichten. Danach Schritt 2 und 3 jeweils 2-mal wiederholen und zwischen jeder Sequenz den Kopf wieder in aufrechte Position bringen. Dann die Massage abschließen und beide Handflächen seitlich an den Nacken legen und tief durchatmen.

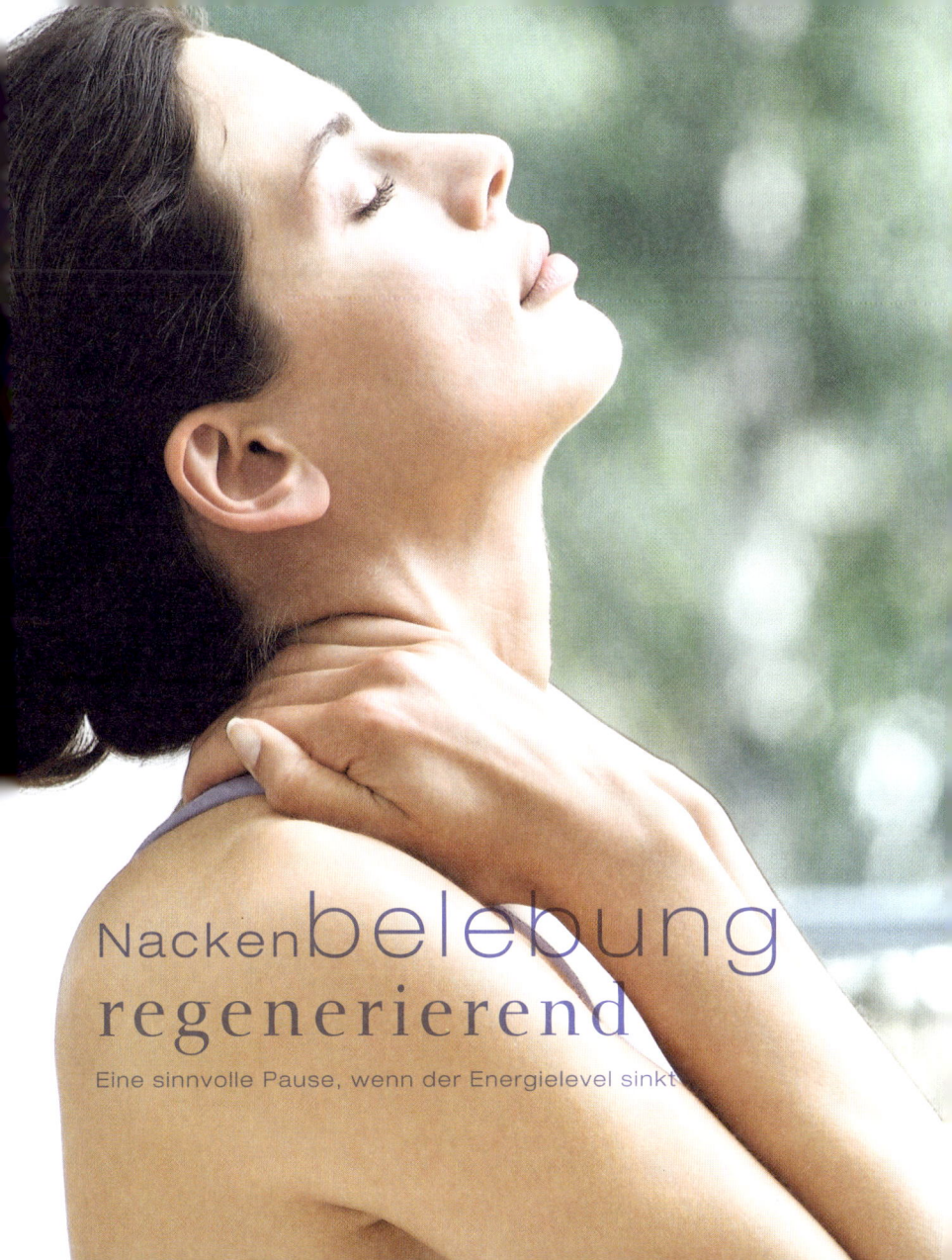

Nacken**belebung**

regenerierend

Eine sinnvolle Pause, wenn der Energielevel sinkt

Schenkelmassage
ermunternd

Blut- und Energiekreislauf nach langem Sitzen ankurbeln

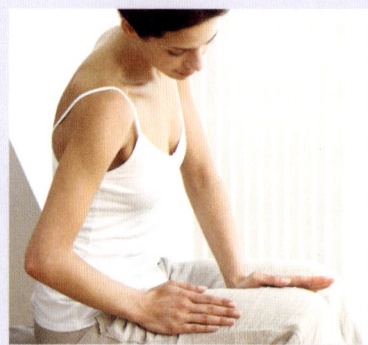
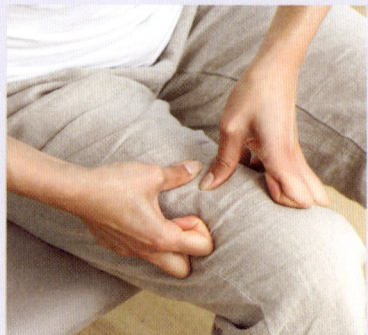

1 Aufrecht mit leicht geöffneten Beinen hinsetzen. Beide Handflächen auf den rechten Schenkel legen und die Muskeln mit langen, kräftigen Strichen entlang des Oberschenkels aufwärmen. Versuchen Sie rhythmisch auf und ab zu streichen.

2 Hände zu losen Fäusten ballen und auf den rechten Schenkel legen. Daumen für besseren Halt auf dem Schenkel abstützen und Fingerknöchel kreisen lassen. Massieren Sie so zuerst dynamisch die Oberseite, dann auch die Innen- und Außenseite des Schenkels. Atmen Sie dabei tief.

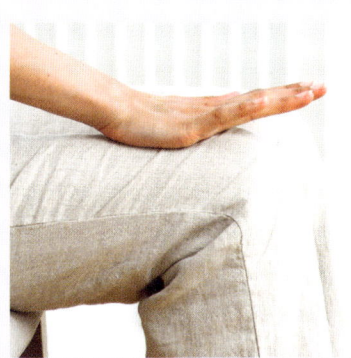

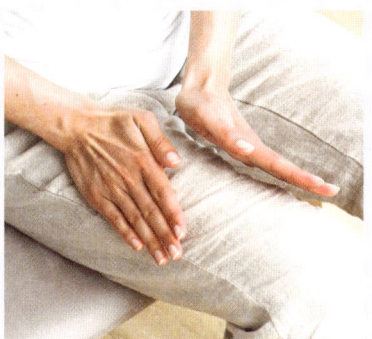

3 Finger spannen und nach oben strecken. Die Handflächen angespannt auf den Schenkel legen. Nun mit den Kanten der Handflächen den ganzen Oberschenkel von oben bis unten abklopfen – Innen- und Außenseiten nicht vergessen. Tempo und Druck dabei immer wieder verändern.

4 Die rechte Handwurzel knapp über das rechte Knie legen und dort mit festem Druck kreisen lassen. Knie innen mit der linken Hand abstützen. Diesmal viel langsamer als bei den vorigen Schritten massieren und auf eine tiefe und regelmäßige Atmung achten. Dann am linken Oberschenkel wiederholen.

SCHENKELMASSAGE

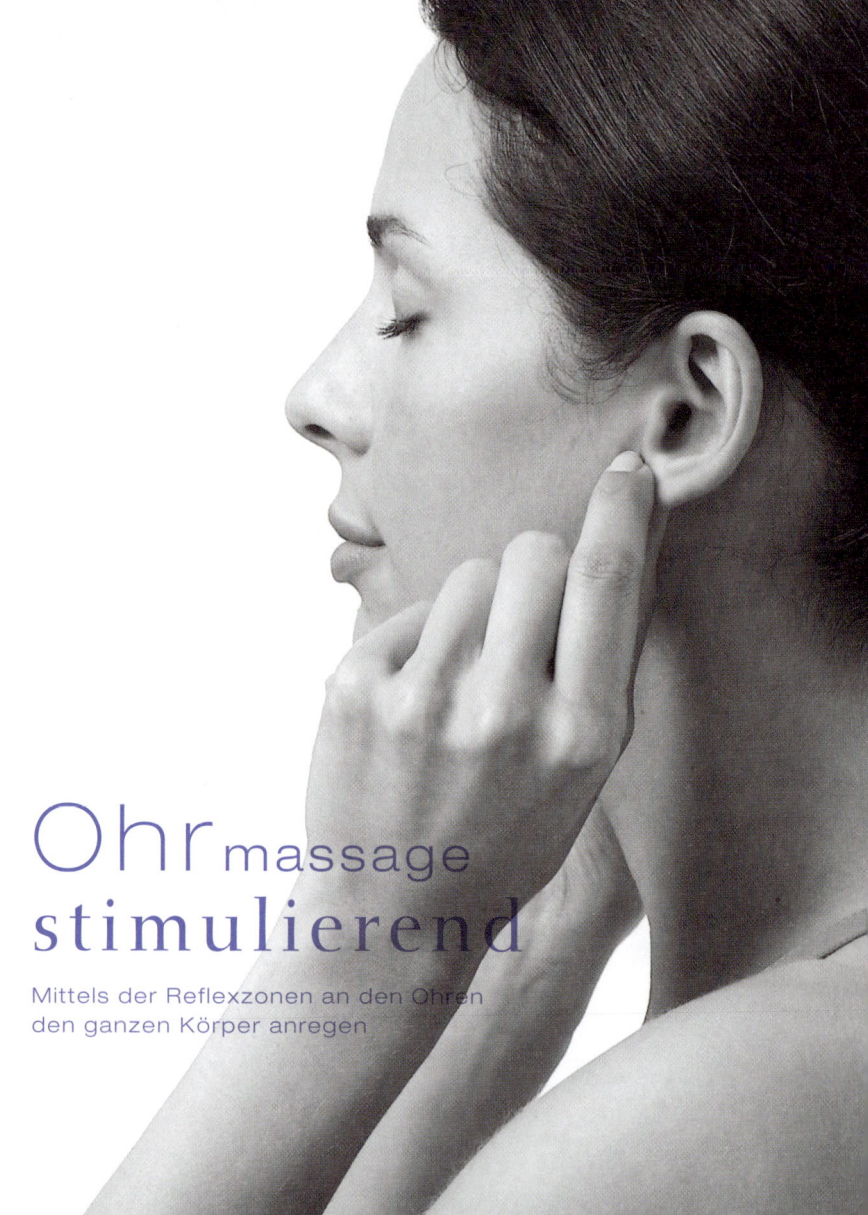

Ohr massage
stimulierend

Mittels der Reflexzonen an den Ohren
den ganzen Körper anregen

1 Diese Massage ist eine der einfachsten: Sie lässt sich im Sitzen, Stehen oder Liegen ausführen. Falls Sie Ohrringe tragen, sollten Sie diese herausnehmen. Schließen Sie die Augen, und achten Sie darauf, während der Massage stets tief und regelmäßig zu atmen.

2 Drücken Sie die Ohren mit Daumen, Zeige- und Mittelfinger zusammen. Beginnen Sie beim Ohrläppchen: Drücken und kneten, bis die Kopfhaut warm wird. An der Außenseite des Ohrs mit den Fingern nach oben wandern und den Bereich fest massieren. Zum Ohrläppchen zurückkehren und 5 Sekunden drücken.

3 (*links*) Drehen Sie nun die Ohren zwischen Daumen und Zeigefinger hin und her. Massieren Sie so 3-mal in die gleiche Richtung und den gleichen Bereich wie in Schritt 2. Die Ohren sollten nun heiß sein. Sie könnten auch ein Kribbeln auf Ohren und Gesicht spüren – ein Zeichen für einen freien Energiefluss.

4 Nun die Ohrmuschel zwischen Daumen und Zeigefinger zusammendrücken und 5-mal sanft und rhythmisch an den Ohren ziehen. Abschließend Ohrläppchen zwischen Daumen und Zeigefinger nehmen, sanft und rhythmisch 5-mal hinunterziehen. Dann die Augen öffnen.

1

Mit leicht geöffneten Beinen hinstellen. Knie dabei nicht durchdrücken, damit der Energiefluss nicht behindert wird. Augen schließen. Handflächen auf den unteren Rücken legen. Sanft halten und den Atem in Ihren Rücken schicken. Spüren Sie mit jedem Atemzug, wie sich die Spannung zunehmend löst. Lassen Sie die Augen zu.

2

(*rechts*) Beide Hände zu festen Fäusten ballen und damit kräftig, aber nicht sehr schnell auf den unteren Rücken klopfen. Klopfen Sie mit beiden Händen konstant und rhythmisch neben die Wirbel, und achten Sie darauf, nicht die Wirbelsäule zu erwischen.

3

Klopfen Sie weiter, und bewegen Sie die Fäuste von der Kreuzmitte nach außen Richtung Hüften. Dann klopfen Sie lang und kräftig das Gesäß ab, Gesäß dabei entspannen und Handgelenke locker lassen. Gleichmäßig atmen.

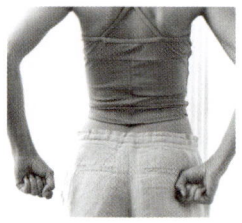

4

Wieder klopfend zur Mitte des unteren Rückens zurückkehren und weiter seitlich der Wirbelsäule so weit wie möglich zu den Schultern hinaufklopfen. 3-mal den Rücken auf und ab klopfen und dann die gesamte Sequenz von Schritt 2 an noch 2-mal wiederholen.

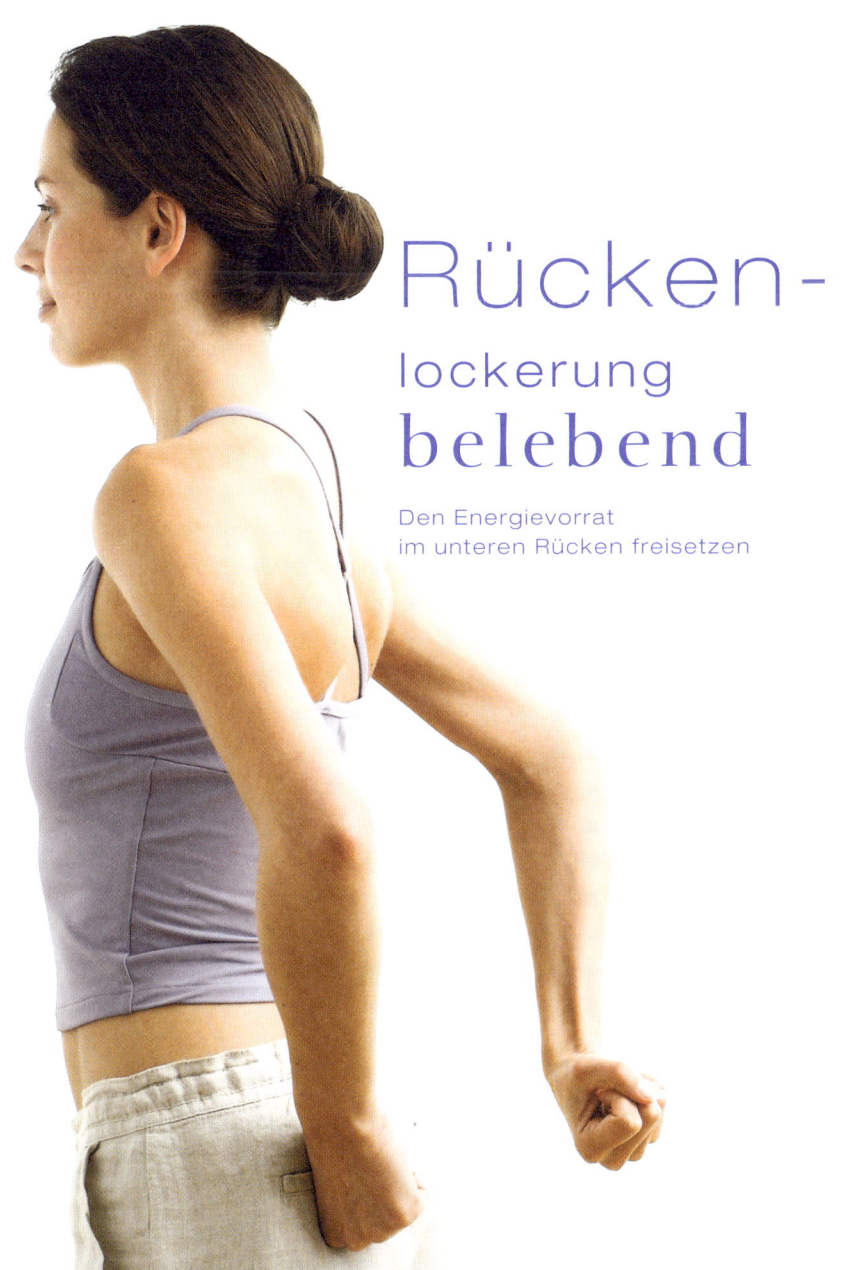

Rücken-
lockerung
belebend

Den Energievorrat
im unteren Rücken freisetzen

Körper vitalisierung
anregend

Eine Technik, um den Körper mit frischer Energie zu versorgen

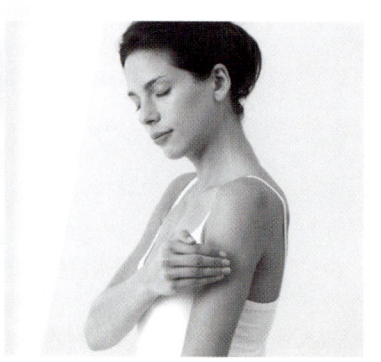
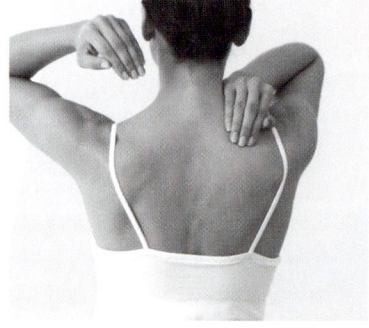

1 Mit lockeren Armen und geschlossenen Augen hinstellen und mehrmals tief durchatmen. Augen öffnen und den linken Arm von der Schulter bis zur Hand mit der hohlen Hand abklopfen und einen gleichmäßigen Rhythmus beibehalten. Atmung daran orientieren. 3-mal wiederholen, dann Seite wechseln.

2 Mit der rechten Hand energisch 15 Sekunden so weit wie möglich die linke Schulter entlang klopfen. Das Gleiche mit der linken Hand auf der rechten Schulter wiederholen. Halten Sie einen gleichmäßgen Rhythmus, und lassen Sie die Handgelenke locker. Klopfen Sie nur die fleischigen Stellen ab und nicht auf die Knochen.

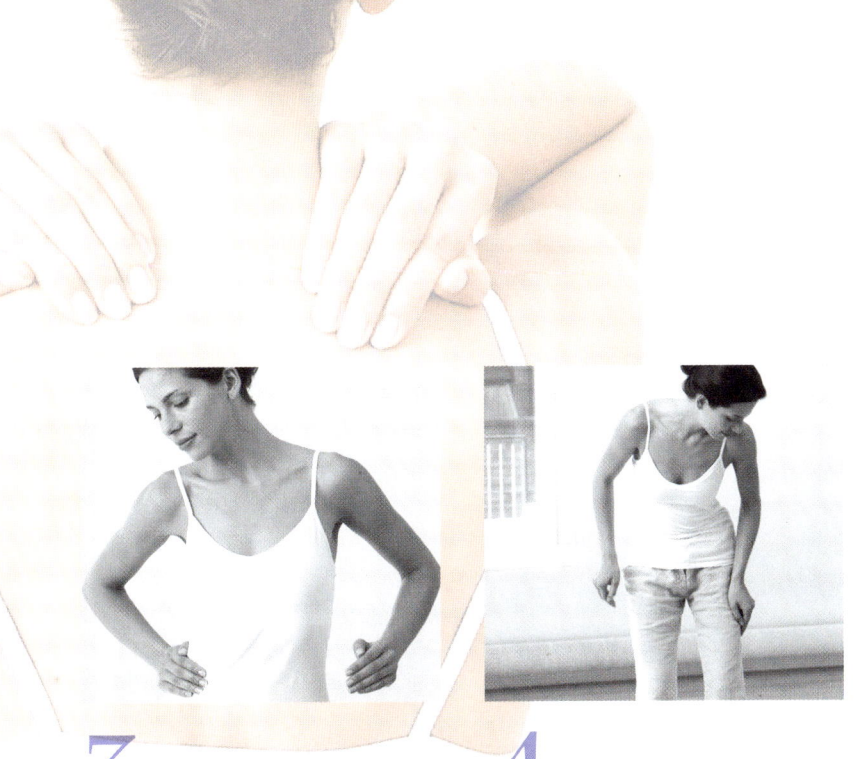

3 Die Seiten an der Taille und dann weiter bis zu den Hüften hinunter mit hohlen Händen abklopfen und danach wieder bis zur Taille hinaufklopfen. Bleiben Sie bei den Seiten, und sparen Sie den vorderen Bereich, den Sitz der inneren Organe, aus.

4 Nun die Beine bearbeiten: Jeweils die Vorderseite, Seite, oder Rückseite der Schenkel gleichzeitig mit jeweils einer Hand mindestens 15 Sekunden lang abklopfen. Dann die Unterschenkel vorn und hinten mindestens 15 Sekunden bearbeiten: Waden energischer und Schienbein sanfter klopfen. Dann Bein wechseln.

103

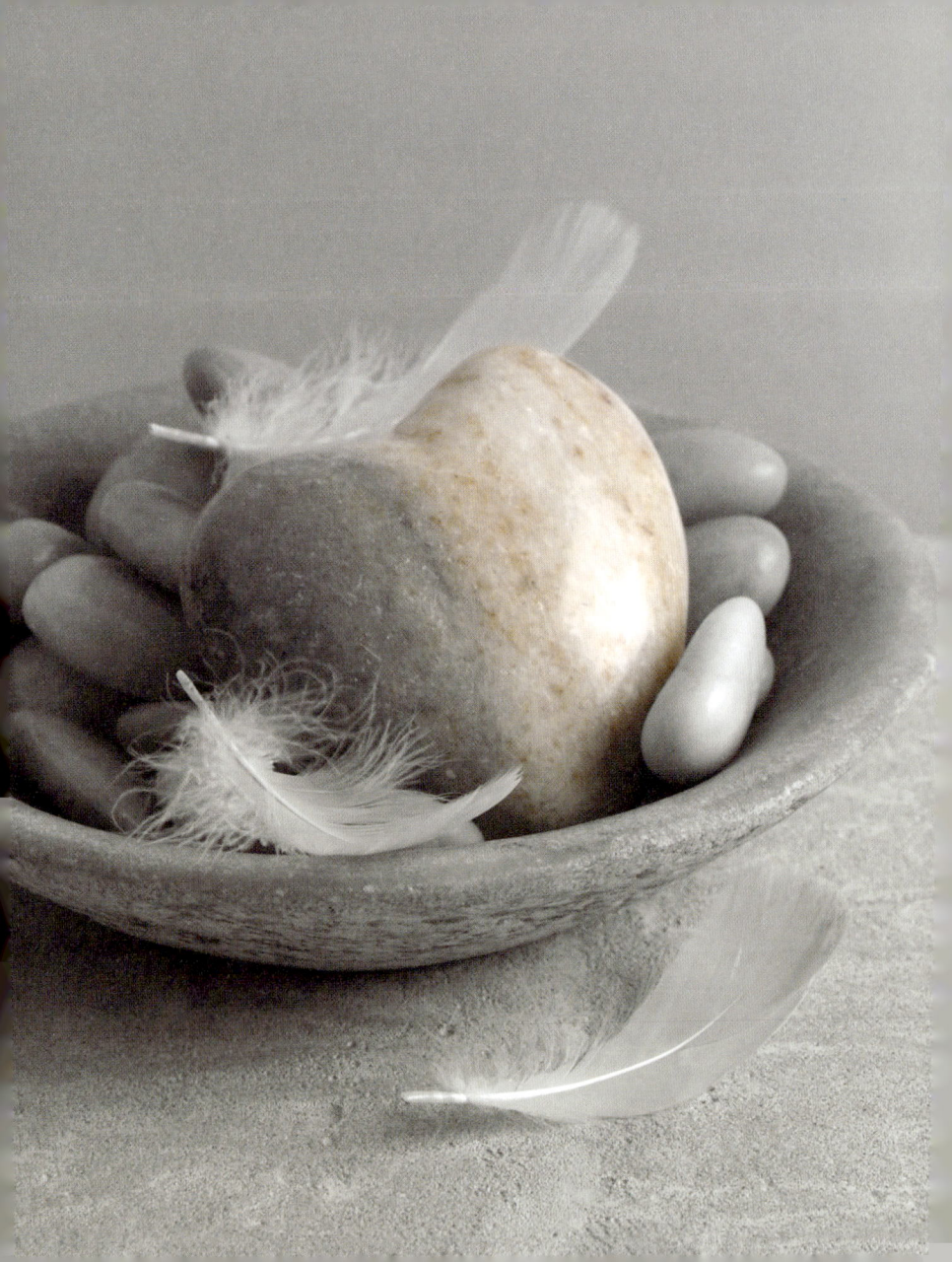

Partner-massage

Massage ist eine wunderbare Art, um Zuneigung, Wertschätzung und Liebe auszudrücken. Warten Sie nicht auf einen langen Urlaub, um einander mit heilsamen Berührungen zu belohnen. Üben Sie diese Techniken so oft wie möglich, und denken Sie daran: Es kann genauso zuträglich sein, eine Massage zu geben wie eine zu bekommen.

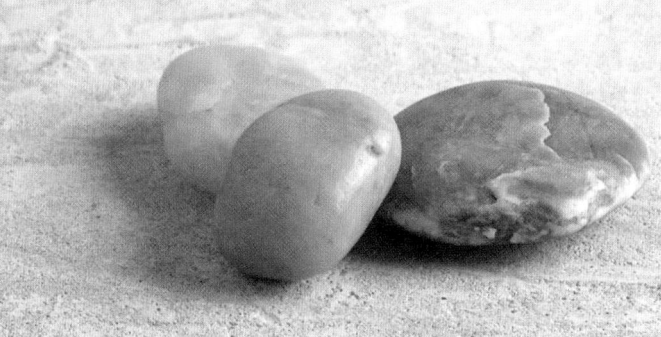

1

(*rechts*) Stellen Sie sich voreinander hin, Knie leicht gebeugt, Arme seitlich. Augen schließen und tief atmen. Nehmen Sie bewusst die Präsenz Ihres Partners wahr. Strecken Sie behutsam die Hände nach seinen aus, ohne die Augen zu öffnen. Halten Sie kurz seine Hände, und beginnen Sie, deren Form und Struktur mit Ihren Fingern zu erforschen, während der Partner still hält. Stellen Sie sich vor, Sie hätten sie noch nie berührt.

2

Berühren Sie die Hände behutsam und sanft, als würden Sie einen fragilen Gegenstand anfassen. Lassen Sie sich so viel Zeit, wie Sie benötigen. Das hilft Ihnen, leicht zu berühren, wodurch Sie mehr spüren als bei festem Druck. Nun kann Ihr Partner Schritt 1–2 bei Ihnen ausprobieren.

3

Dann legen Sie die Hände auf sein Gesicht. Lassen Sie die Augen zu. Erkunden Sie von der Stirn aus sein Gesicht mit Ihren Fingern. Suchen Sie nach Zeichen von Anspannung. Tasten Sie sanft über Augen, Wangen, Kiefer und Ohren. Erkunden Sie, was sein Gesicht Ihnen »sagen will«.

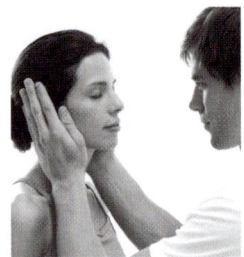

4

Lassen Sie nun Ihren Partner Ihr Gesicht erkunden, und nehmen Sie einfach offen und bewusst seine Berührung wahr. Achten Sie auf Ihre Empfindungen. Welche Gefühle steigen auf? Am Ende blicken Sie einander in die Augen, halten einander an den Händen und atmen gemeinsam 3-mal..

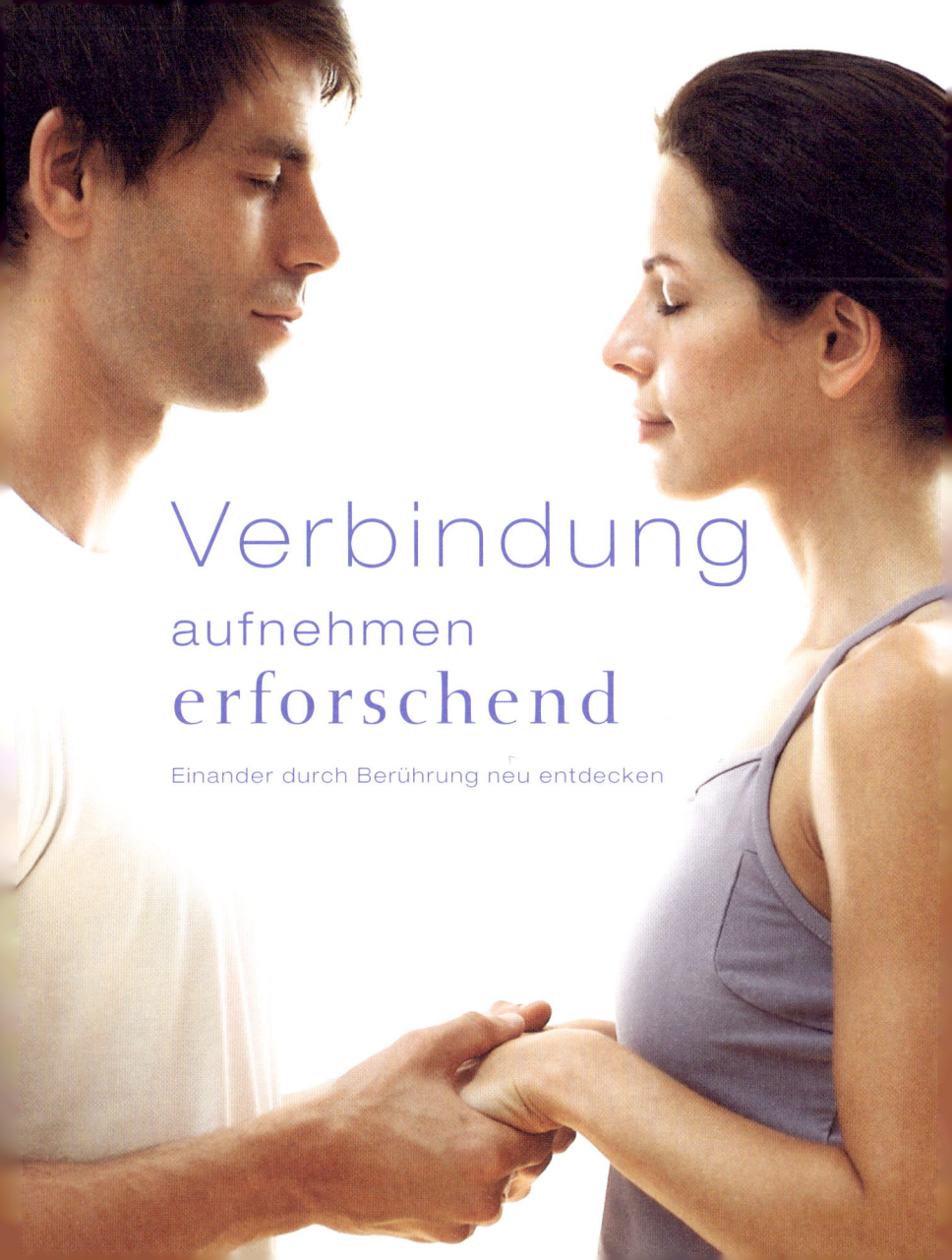

Verbindung
aufnehmen
erforschend

Einander durch Berührung neu entdecken

Loslassen
ermunternd

Den Partner mit einer Schultermassage empfangen

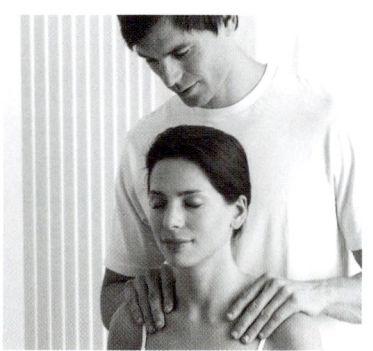

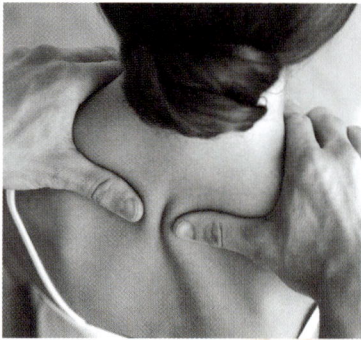

1 Bitten Sie Ihren Partner, sich zu setzen, die Füße auf den Boden zu stellen, die Hände in den Schoß zu legen und die Augen zu schließen. Stellen Sie sich dahinter. Legen Sie Ihre linke Hand auf die linke und Ihre rechte auf die rechte Schulter. Bitten Sie den Partner, mit Ihnen 3-mal zu atmen. Spüren Sie die Verbindung von Schultern und Händen.

2 Kneten Sie die Schultermuskeln zwischen Daumen und Fingern, und setzen Sie dabei möglichst viel Ihrer Hände ein, um nicht in die Haut zu kneifen. Heben und rollen Sie die Muskeln abwechselnd zwischen den Fingern und Daumen hin und her. Massieren Sie jeweils eine Schulter nach der anderen.

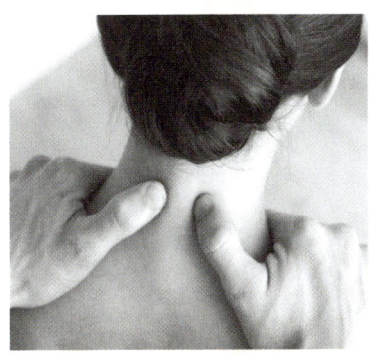
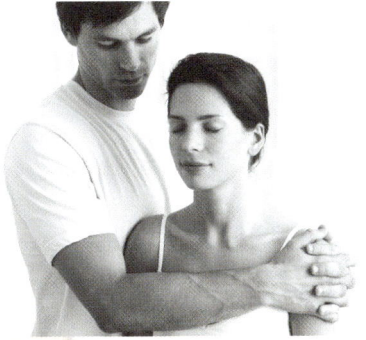

3 Legen Sie die Daumen am Halsansatz neben die Wirbelsäule in
die Vertiefungen zwischen den Wirbeln.
Langsam und gleichzeitig in diese Punkte
drücken. Sanft den Druck lösen. Daumen
an den nächsten Zwischenraum legen,
Druck geben und lösen. Einen Wirbel
weiter gehen und die ganze Wirbelsäule
entlang, aber nie direkt auf sie drücken.

4 Stellen Sie sich rechts neben den
Partner, und legen Sie Ihre Arme
vor und hinter ihm an seine linke Schulter.
Verschränken Sie die Finger um seine
Schulter, und drücken Sie den Muskel mit
den Handflächen zusammen. 5 Sekunden
halten, dann lösen. Wiederholen und in
die Mitte der Schulter drücken. Schritt 4
an der anderen Schulter wiederholen.

1 Bitten Sie den Partner, sich auf einen Stuhl oder auf den Boden zu setzen. Stellen oder knien Sie sich dicht hinter ihm hin, und legen Sie die Hände auf seine Schultern. Bitten Sie ihn, tief zu atmen, um ruhig zu werden, damit sich die Verspannung in den Rückenmuskeln lösen kann.

2 Gehen Sie nach links, und drücken Sie die rechte Handkante in die Muskeln seines rechten unteren Rückens. Drücken Sie dabei die Muskeln weg. Bearbeiten Sie so den unteren Rücken, ohne direkt auf die Wirbelsäule zu drücken. Nun das Ganze auf der linken Seite wiederholen.

3 Stellen Sie sich wieder hinter den Partner, und drücken Sie mit beiden Daumen auf Höhe des Kreuzbeins in die Muskeln neben der Wirbelsäule. Geben Sie Druck, wenn der Partner ausatmet, und lösen Sie den Druck, wenn er einatmet. Alternativ

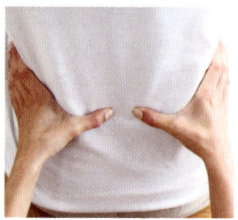

dazu können Sie den Druck jedesmal halten, bis 5 zählen, während der Partner tief und gleichmäßig atmet.

4 (*rechts*) Stützen Sie mit der linken Hand den Rücken des Partners, und kreisen Sie mit der rechten Handfläche über den unteren Rückenbereich. Sie können fest streichen, so die Muskeln aufwärmen und die Durchblutung fördern. Kein direkter Druck auf die Wirbelsäule! Zum Abschluss legen Sie beide Hände auf die Schultern Ihres Partners.

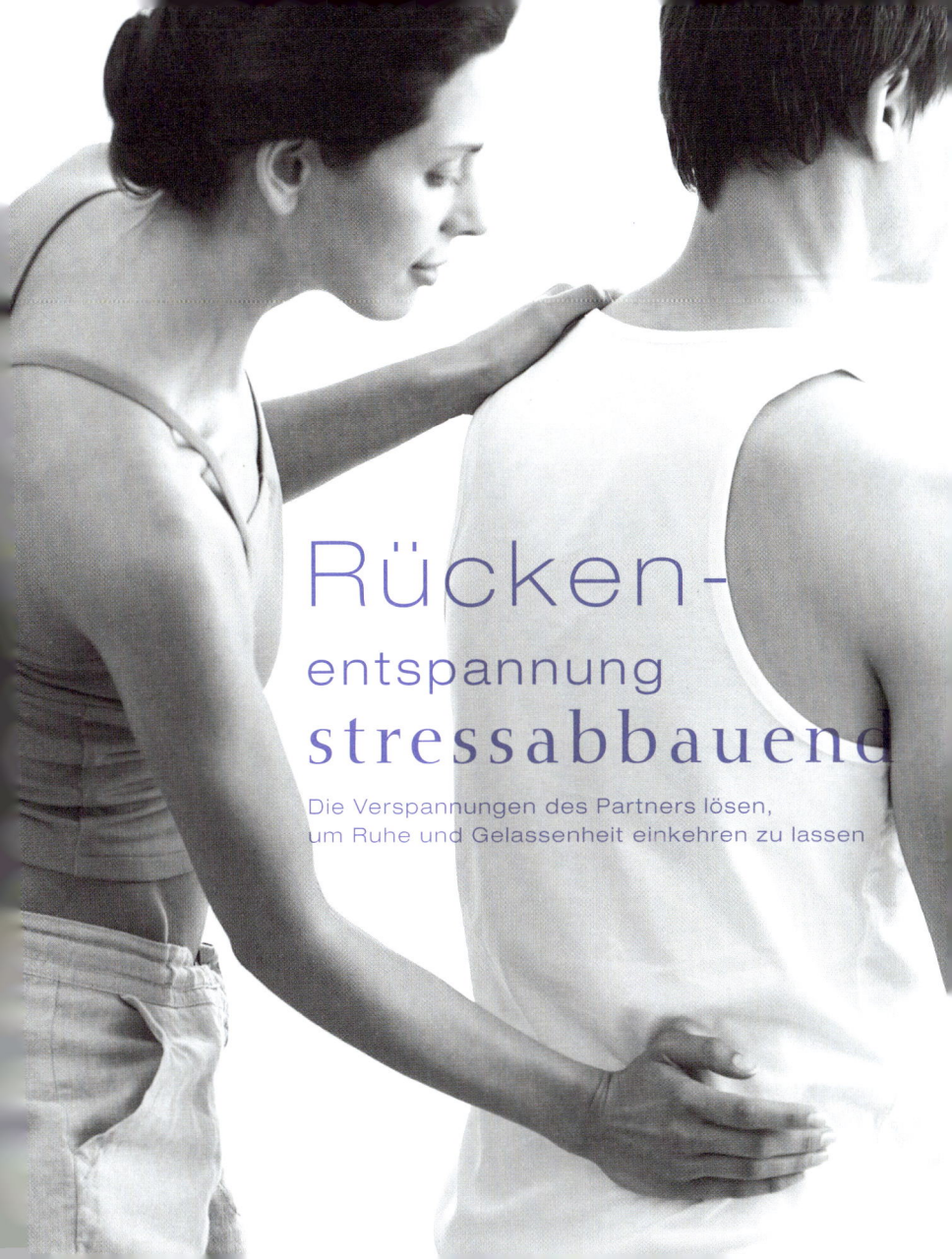

Rücken-
entspannung
stressabbauend

Die Verspannungen des Partners lösen,
um Ruhe und Gelassenheit einkehren zu lassen

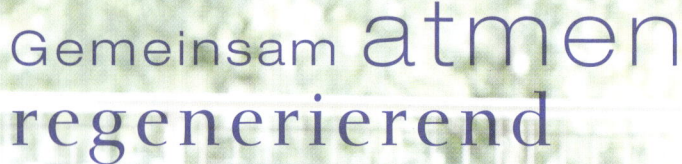

Gemeinsam atmen
regenerierend

Am Ende des Tages wieder die Verbindung herstellen

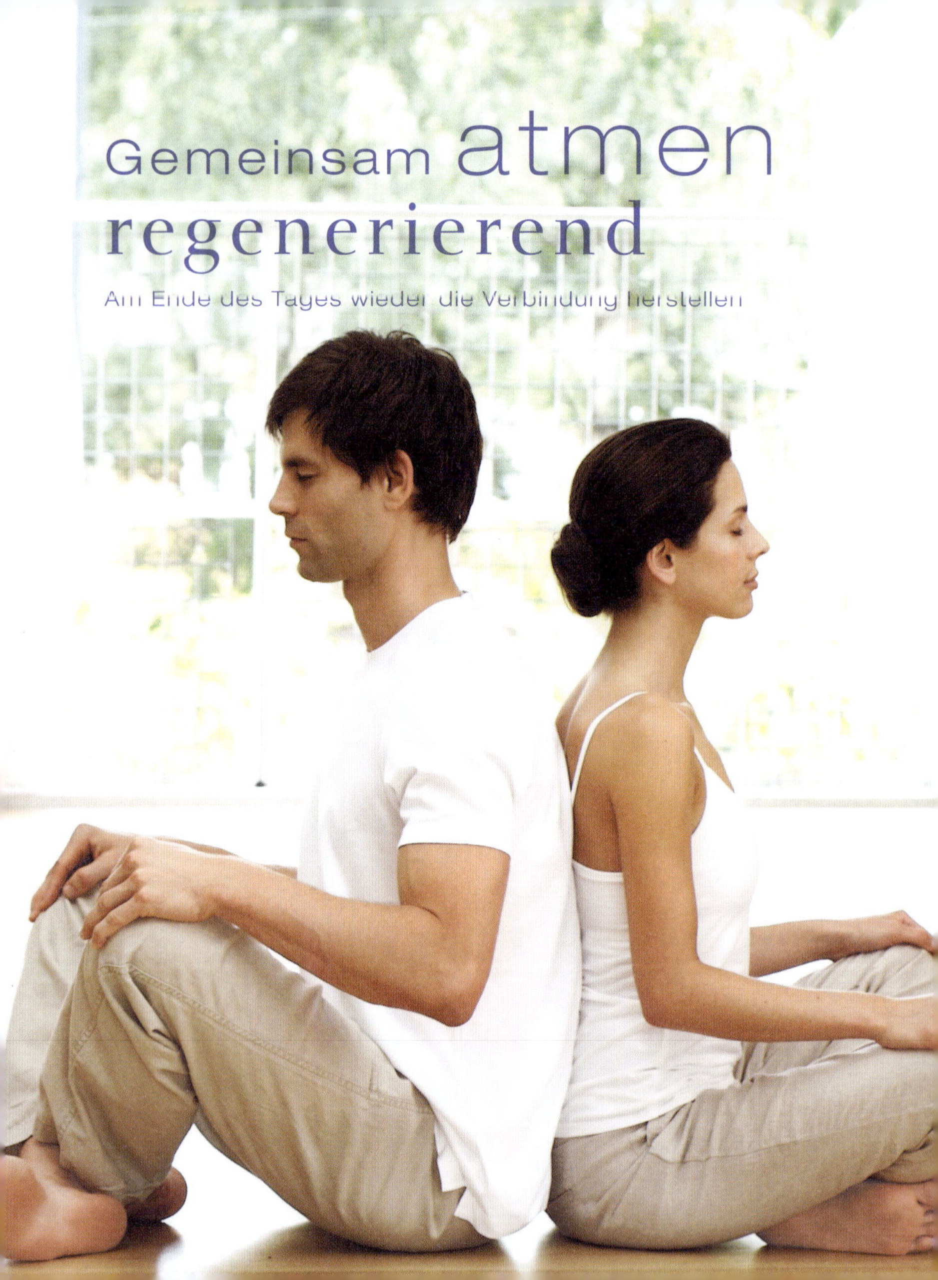

1 (*links*) Setzen Sie sich Rücken an Rücken mit überkreuzten Beinen auf den Boden. Legen Sie die Hände auf die Knie. Falls es am Boden unbequem ist, setzen Sie sich auf zwei kleine Hocker und stellen die Füße nicht überkreuzt flach auf den Boden. Schultern entspannen, Hände auf die Knie legen und Augen schließen.

2 Setzen Sie sich aufrecht hin, und achten Sie darauf, sich nicht zu sehr aneinander zu lehnen. Ohne miteinander zu sprechen, atmen Sie nun tief und konzentrieren sich bewusst darauf, die Gegenwart des Partners zu spüren.

3 Konzentrieren Sie sich auf Ihre eigene Atmung, und lassen Sie Ihren Atem in den Bauch strömen. Nehmen Sie die Gedanken, die Ihnen durch den Kopf gehen, bewusst wahr und lassen Sie sie los. Beobachten Sie die Bewegung der Muskeln in Ihrem Rücken und Bauch, während Sie atmen. Bleiben Sie mit der Wirbelsäule Ihres Partners in Verbindung.

4 Sobald Sie sich mit Ihrem eigenen Körperrhythmus verbunden fühlen, stellen Sie sich auf die Atmung Ihres Partners ein. Spüren Sie die Bewegung seiner Rückenmuskeln, und folgen Sie dem Atemrhythmus Ihres Partners. Fühlen Sie seine Gegenwart durch seinen Atem und die sanfte Bewegung seiner Wirbelsäule.

Besser schlafen entspannend

Jemanden mit einer Kopfmassage eine gute Nacht wünschen

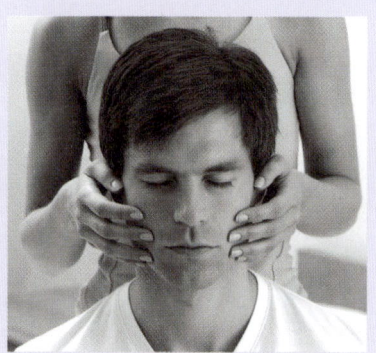
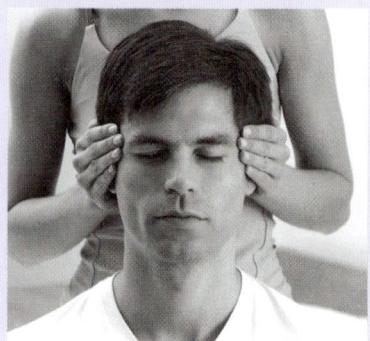

1 Lassen Sie Ihren Massage-Partner auf einem Stuhl Platz nehmen, und stellen Sie sich hinter ihn. Legen Sie Ihre Hände sanft auf seinen Kopf, und üben Sie damit noch keinen Druck aus. Bitten Sie Ihren Partner, 3-mal tief zu atmen. Nun legen Sie die Hände auf sein Gesicht und streichen 5-mal sanft von der Mitte nach außen.

2 Legen Sie die Finger beider Hände flach auf seine Schläfen, und beschreiben Sie 5 Aufwärtskreise. Es ist wichtig, beim Kreisen den Druck zu halten, um nicht die Haut zu dehnen. Machen Sie sehr langsame Kreise, und konzentrieren Sie sich dabei auf die Muskelschicht unter der Haut.

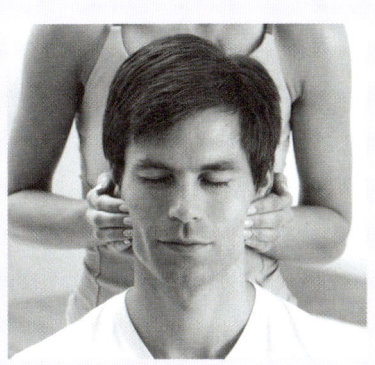 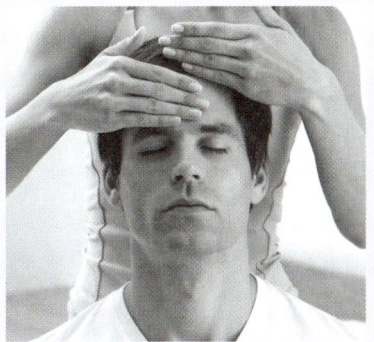

3 Position verändern und die Hände auf den Kiefer des Partners legen. Drücken Sie mit flachen Fingern hinter seine Zähne, und beschreiben Sie 5 kleine und feste Kreise. Der Kiefermuskel ist einer der stärksten im Körper, haben Sie daher keine Scheu, festen Druck anzuwenden.

4 Streichen Sie nun mit den Fingern abwechselnd über die Stirn nach oben zum Haaransatz. Lassen Sie die Hände locker, und streichen Sie 5-mal rhythmisch hoch. Das Geheimnis der Entspannung liegt in der Wiederholung. Legen Sie abschließend die Hände auf den Kopf Ihres Partners, und atmen Sie gemeinsam 3-mal tief und entspannt.

115

1 (*rechts*) Sie sitzen einander gegenüber. Nehmen Sie die rechte Hand des Partners, während er tief atmet. Nehmen Sie seinen Unterarm zwischen Ihre Hände. Drücken Sie seine Muskeln mit Ihren Händen abwechselnd zusammen, und lösen Sie den Druck wieder. Arbeiten Sie vom Ellbogen zum Handgelenk und wieder retour. Das Ganze 3-mal wiederholen.

2 Halten Sie die rechte Hand des Partners zwischen Finger und Daumen beider Hände, gleiten Sie mit den Daumen darüber und dehnen Sie so allmählich seinen Handrücken mit Ihren Daumenkanten. 3-mal wiederholen und die Handdehnung etwa 3 Sekunden lang halten.

3 Drehen Sie nun seine Handfläche nach oben. Legen Sie Ihren linken kleinen Finger zwischen seinen Daumen und Zeigefinger und Ihren rechten kleinen Finger zwischen seinen Ringfinger und kleinen Finger. Ihre restlichen Finger liegen unter der Hand Ihres Partners.

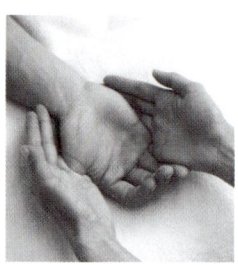

4 Nun gleichzeitig Ihre Daumen nach unten und Ihre Finger nach oben drücken, sodass sich seine Handfläche etwas streckt. 3-mal wiederholen und versuchen, jedes Mal eine etwas tiefere Dehnung der Handfläche zu erzielen. Dann mit den Daumen 5 kleine, feste Kreise in seiner Handfläche beschreiben. Seite wechseln und Schritt 1–4 wiederholen.

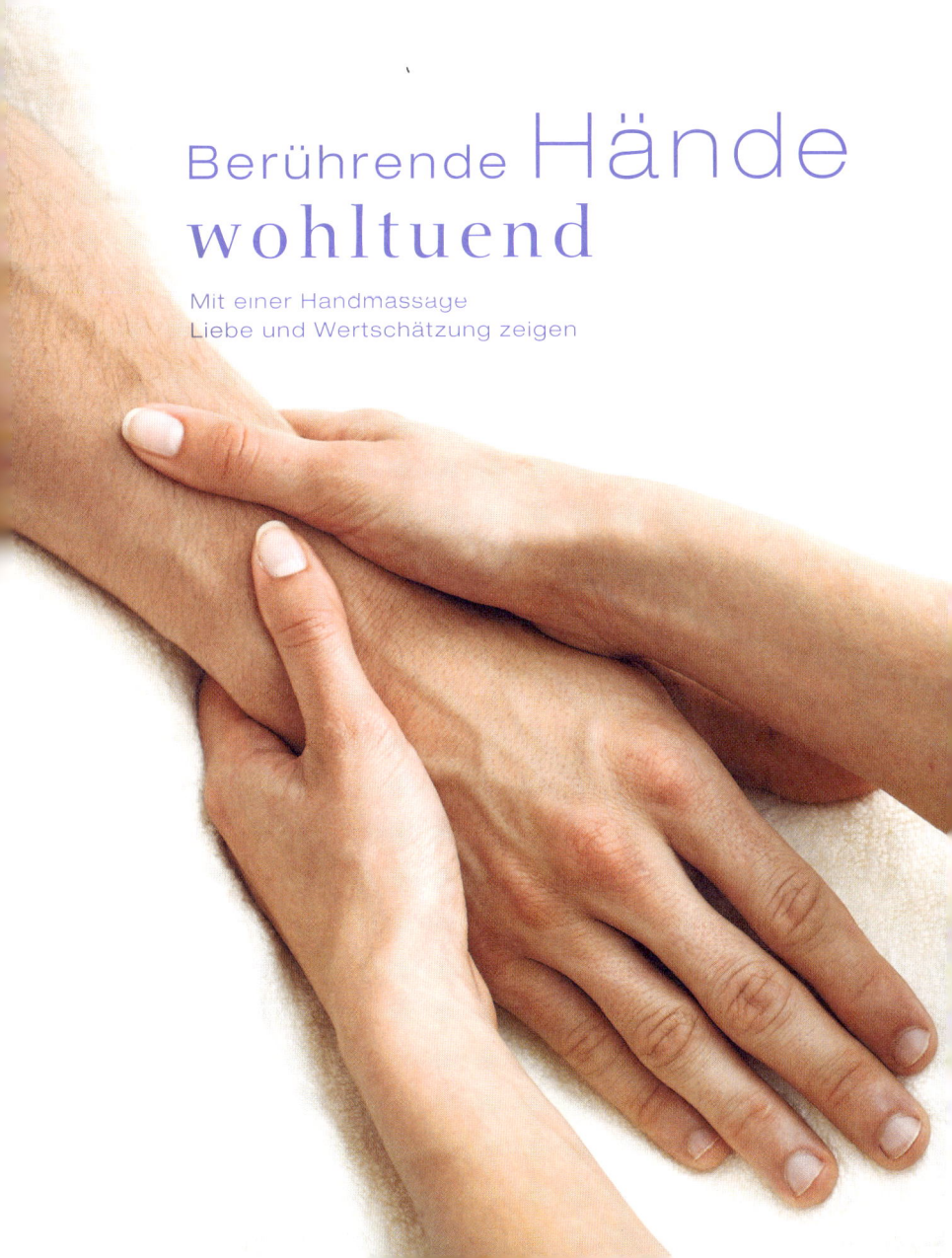

Berührende Hände
wohltuend

Mit einer Handmassage
Liebe und Wertschätzung zeigen

Füße verwöhnen pflegend

Freunde wissen eine Fußmassage sicher zu schätzen

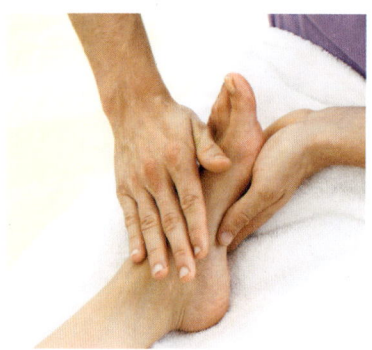
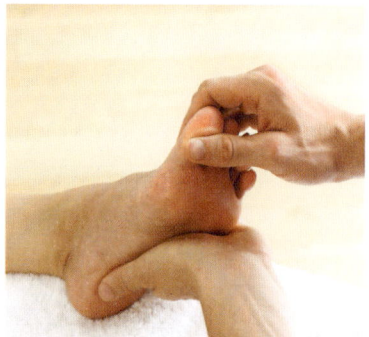

1 Setzen Sie sich bequem gegenüber hin, und nehmen Sie den rechten Fuß des Partners auf den Schoß. Die Sohle mit der linken Hand stützen und die Fußoberseite von den Zehen Richtung Knöchel mit der rechten Hand rhythmisch einstreichen und so den Fuß aufwärmen.

2 Den Fuß weiter mit der linken Hand stützen, die große Zehe Ihres Partners zwischen Finger und Daumen der rechten Hand klemmen und 5 feste Kreise beschreiben. Bei der zweiten Zehe die Sequenz wiederholen und so jede Zehe einzeln massieren.

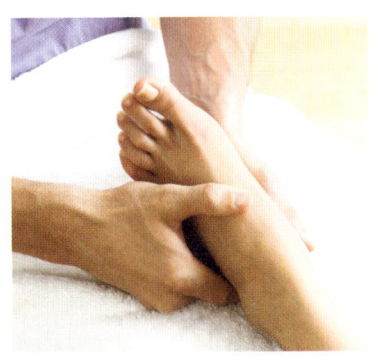

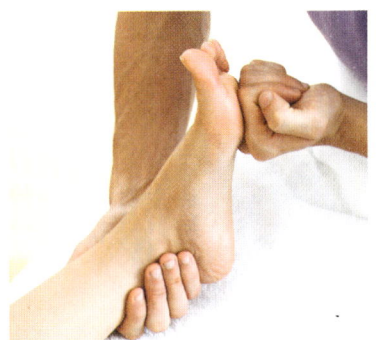

3 Mit dem rechten Daumen vom Knöchel der großen Zehe bis zum Fußgelenk streichen, während Ihre linke Hand die linke Fußsohle des Partners stützt. Das Ganze bei jeder einzelnen Zehe wiederholen.

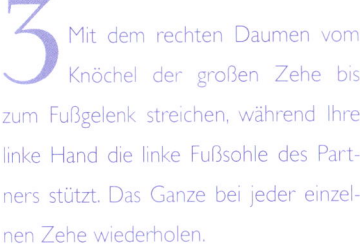

4 Bilden Sie mit der linken Hand eine Faust, und gleiten Sie damit sehr langsam vom Zehenansatz bis zur Ferse über die Fußsohle Ihres Partners. Halten Sie die Oberseite des Fußes mit der rechten Hand fest, damit Sie auf den Fußballen Druck ausüben können, wenn Sie mit der Faust darüber gleiten. Dann Schritt 1–4 am linken Fuß wiederholen.

119

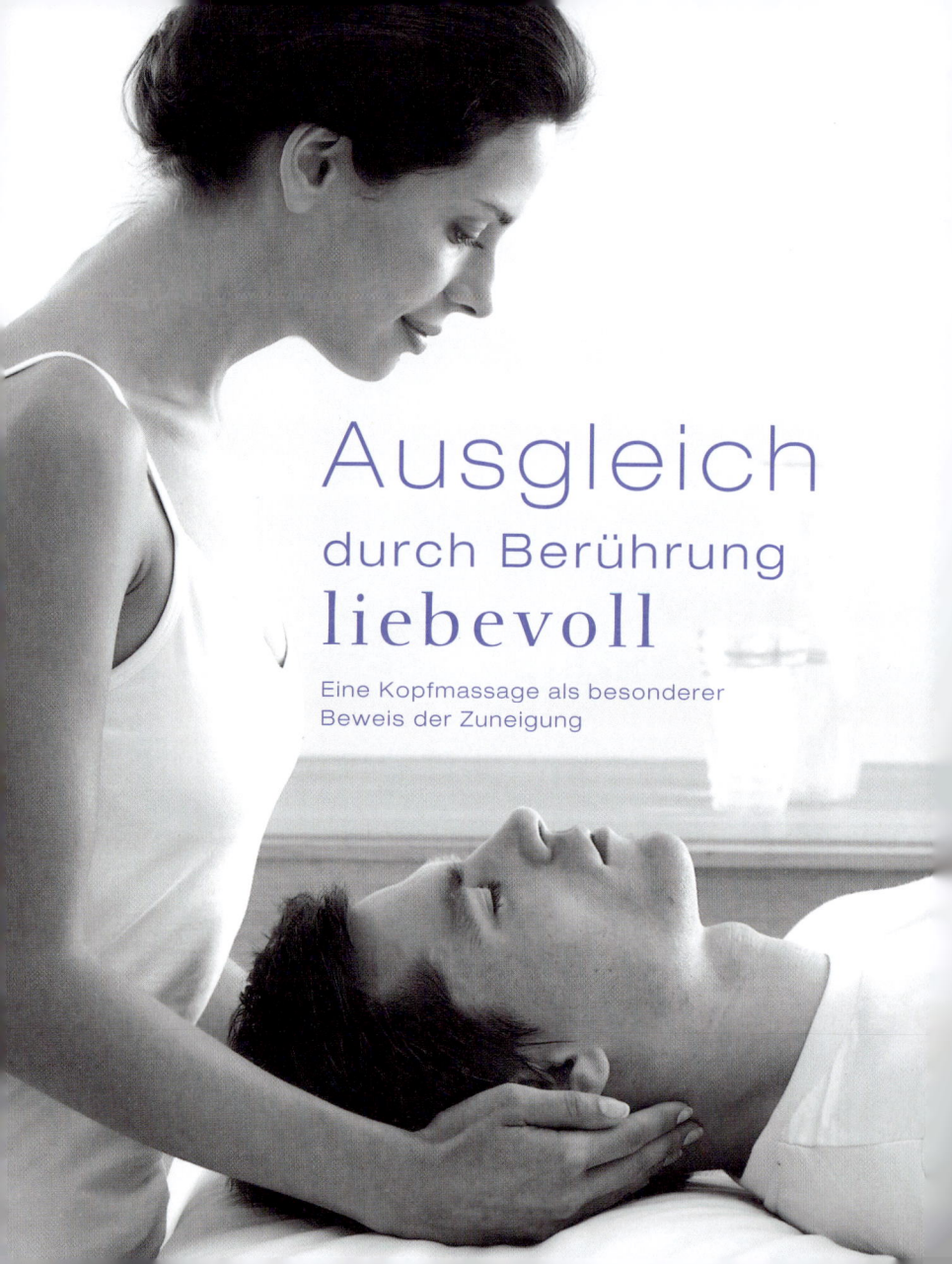

Ausgleich
durch Berührung
liebevoll

Eine Kopfmassage als besonderer
Beweis der Zuneigung

1 (*links*) Bitten Sie Ihren Partner, sich so hinzulegen, dass sein Kopf beim Bettrand liegt. Setzen Sie sich hinter ihn. Legen Sie die Hände unter seinen Kopf, und geben Sie ihm das Gefühl von Geborgenheit. Bitten Sie ihn, tief zu atmen. Beim Ausatmen drücken Sie mit den Fingern unter den Schädelknochen beim Hals hinein. 3-mal Druck geben, halten, lösen.

2 Heben Sie den Kopf mit Ihren Händen leicht an, und lassen Sie ihn in Ihren Händen ruhen. Spüren Sie, wie schwer er ist. Halten Sie Ihn etwa 5 Sekunden. Heben Sie ihn etwas höher und halten ihn wieder 5 Sekunden. Noch mehr heben und wieder 5 Sekunden halten. Danach senken Sie den Kopf langsam wieder und legen ihn behutsam hin.

3 Ziehen Sie nun die Hände sanft unter dem Kopf hervor, und legen Sie sie seitlich an den Kopf des Partners. Wenden Sie ganz leichten Druck an. Halten Sie den Druck mindestens 30 Sekunden – dies hat eine unglaublich entspannende Wirkung.

4 Spreizen Sie die Finger, und massieren Sie die Kopfhaut des Partners mit den Fingerkuppen. Drücken Sie diese zuerst ins Gewebe, und lassen Sie sie dann mindestens 10-mal kreisen. Achten Sie darauf, nicht die Haut zu reiben, sondern das Gewebe darunter zu massieren. Zum Schluss legen Sie die Hände 10 Sekunden an die Schläfen des Partners.

121

Spannung abbauen
lockernd

Entkrampfen Sie Schultern und Nacken Ihres Partners

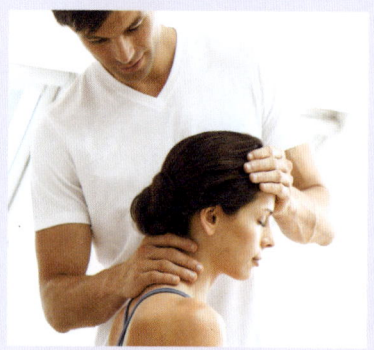
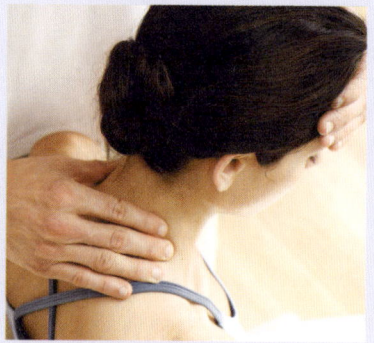

1 Lassen Sie Ihren Partner bequem mit den Füßen am Boden Platz nehmen. Stellen Sie sich links von ihm hin, legen Sie die linke Hand auf seine Stirn und streichen Sie langsam mit der rechten Hand vom Halsansatz den Nacken hinunter bis zu den Schultern. Ihr Partner sollte in diesem Bereich Wärme spüren.

2 Stützen Sie die Stirn Ihres Partners mit der linken Hand. Nehmen Sie seinen Nacken zwischen Daumen und Finger der rechten Hand. Beschreiben Sie mit diesen 5 sanfte, regelmäßige und langsame Kreise. Beginnen Sie beim Halsansatz, massieren Sie hoch zum Schädelknochen, erneut hinunter und dann wieder hinauf.

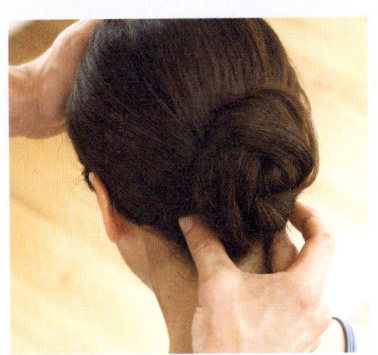 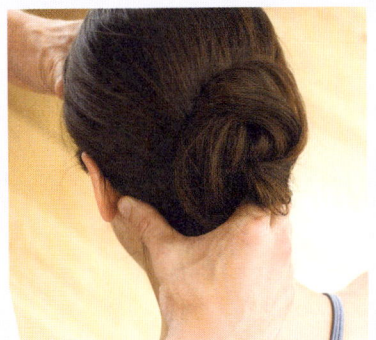

3 Wenn Sie den Schädelansatz erreicht haben, lassen Sie dort Daumen und Finger jeweils an einer Kopfhälfte weiter kleinflächig kreisen. Massieren Sie so in Zeitlupe den ganzen Schädelsansatz bis zum Ende des Schädelknochens bei den Ohren. .

4 Wenn Sie den äußeren Rand des Schädelknochens erreicht haben, massieren Sie in gleicher Art wieder zurück bis zur Mitte. Wiederholen Sie das Ganze 3-mal. Zum Abschluss bedecken Sie den gesamten Nackenbereich mit der rechten Handfläche und lassen diese mindestens 30 Sekunden dort liegen.

Tägliche Sequenzen

Hier finden Sie Massagesequenzen, wenn Ihnen etwas mehr Zeit bleibt. Sie können aus den Themen wählen, was Sie gerade brauchen – erholsam oder belebend, entspannend oder vitalisierend. Sie können die Massagen nahezu überall anwenden.

Register

Danksagungen

Danksagung der Autorin

Ich danke Duncan Baird für die Möglichkeit, meine Gedanken und Erfahrungen bezüglich Berührung mit anderen zu teilen, Grace Cheetham für ihre Inspiration, Begeisterung und handfeste Unterstützung, Judith More für ihre Hilfe im Umgang mit der englischen Sprache sowie ihr wunderbares Lektorat, Manisha Patel für die ansprechende Gestaltung des Buchs und meinem Sohn Igor und meinem Gatten Jean-Marc für ihre Hilfe und ihren Glauben an mich.

Danksagung des Verlags

Der Verlag dankt den Fotomodellen Sarina Carruthers und Adam Mommsen, Tinks Reding für das Haarstyling und Make-up und Adam Giles für die Fotoassistenz.